Reconstruire et prospérer

Vol. 3

LA BIBLE DU YOGA SUR CHAISE POUR PERDRE DU POIDS ET AUGMENTER LA FLEXIBILITÉ

DR. HAMRICK NELSON

Clause de non-responsabilité

Les exercices et les informations présentés dans ce livre sont conçus pour promouvoir la santé, la stabilité et le bien-être. Cependant, il est important de se rappeler que le corps de chacun est différent et que ce qui fonctionne bien pour une personne peut ne pas convenir à une autre. Avant de commencer tout nouveau programme d'exercices, surtout si vous avez des problèmes de santé ou des préoccupations préexistantes, veuillez consulter votre médecin ou votre professionnel de la santé pour vous assurer que ces routines sont sans danger pour vous.

Même si tous les efforts ont été déployés pour garantir que les exercices soient faciles à suivre et sécuritaires, votre santé et votre sécurité sont notre priorité absolue. Il est important d'écouter votre corps : si vous ressentez un inconfort ou une douleur lors de l'exercice, arrêtez-vous immédiatement et demandez conseil à un professionnel de la santé. Ce livre est destiné à être un guide utile, mais il ne doit pas remplacer un avis médical professionnel.

Le Dr Hamrick Nelson et son équipe s'engagent pour votre bien-être et vous encouragent à aborder ces exercices avec soin, patience et compréhension des besoins de votre corps. L'objectif est de vous aider à vivre une vie plus saine et plus active, une étape (ou yoga sur chaise) à la fois.

Table des matières

À PROPOS DE L'AUTEUR

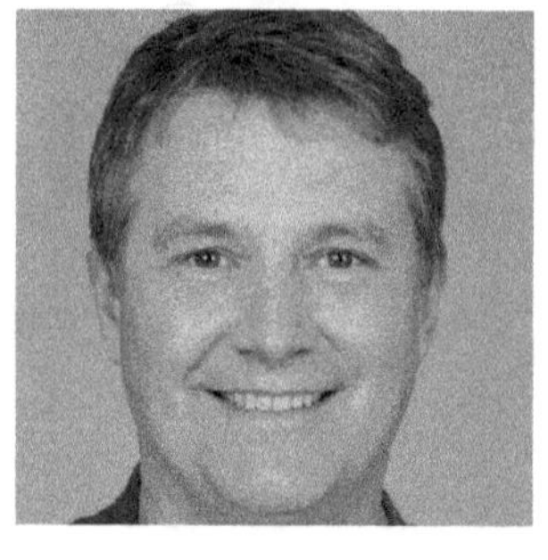

Dr Hamrick Nelson est un voix leader dans le domaine du fitness et du bien-être, avec une profonde passion pour aider les personnes de tous âges à vivre une vie plus saine et plus active. Avec plus de deux décennies d'expérience dans l'industrie de la santé et du fitness, le Dr Nelson a consacré sa carrière à promouvoir des programmes d'exercices accessibles à toutes les étapes de la vie. Son approche est ancrée dans la conviction que le mouvement est accessible à tous, quels que soient l'âge ou les limitations physiques.

Bien que le travail du Dr Nelson couvre un large éventail de disciplines du conditionnement physique, il se concentre particulièrement sur le soutien aux personnes âgées, en particulier celles de plus de 60 ans. Grâce à ses recherches approfondies et à son expérience pratique, il comprend les défis uniques auxquels sont confrontées les personnes âgées et il a fait sa mission est de les aider à conserver leur indépendance, leur force et leur vitalité. Il allie connaissances pratiques et compassion, créant des programmes de remise en forme sur mesure qui privilégient la sécurité et les bienfaits à long terme pour la santé.

Titulaire de diplômes supérieurs en physiothérapie et en sciences de l'exercice, le Dr Nelson a travaillé avec d'innombrables personnes pour améliorer leur mobilité, leur flexibilité et leur bien-être général. Ses livres, ateliers et conférences reflètent son engagement à aider les personnes de tous âges, jeunes ou seniors, à rester en forme, à se sentir fortes et à vivre pleinement leur vie.

Son programme offre un chemin accessible et solidaire vers une meilleure santé, permettant aux personnes âgées de continuer à s'épanouir jusqu'à leur âge d'or.

INTRODUCTION

Ce guide est plus qu'une simple collection d'entraînements ; c'est un chemin vers une personne plus forte, plus flexible et en meilleure santé, directement dans le confort de votre chaise. Que vous souhaitiez retrouver votre mobilité, perdre du poids ou simplement trouver un programme d'exercices adapté au rythme de votre corps, vous êtes au bon endroit.

Mes expériences en tant que praticien de la santé, ainsi qu'un récit sur Everard, ont inspiré ce livre. Everard et moi nous sommes rencontrés par hasard lors d'un de mes cours de bien-être il y a plusieurs années. Il avait la soixantaine, avait pris sa retraite de l'ingénierie et avait passé sa vie à effectuer des travaux manuels et à travailler de longues heures. Bien qu'autrefois actif, il était désormais aux prises avec une prise de poids, des douleurs articulaires et une perte progressive de flexibilité. Le mode de vie d'Everard a radicalement changé après avoir arrêté de travailler et il s'est retrouvé plus limité à sa maison qu'il ne l'avait prévu.

Everard est venu me voir dans l'espoir de retrouver son énergie perdue et de perdre un peu de poids, mais il se sentait insatisfait et vaincu. Avec autant de contraintes physiques, il ne pouvait plus simplement commencer une routine d'entraînement de haute intensité ou aller à la salle de sport comme avant. Il ne se considérait pas non plus comme correspondant à la définition traditionnelle d'un passionné de fitness. C'est à ce moment-là que je lui ai présenté le yoga sur chaise, plus précisément une pratique de yoga sur chaise destinée à augmenter son métabolisme, à améliorer sa flexibilité et à favoriser une perte de poids progressive. Sa réaction m'a étonné. Everard a toujours associé le yoga à une flexibilité extrême et semblait avoir peur de le faire depuis une chaise. Mais il a fait confiance au processus et, pendant plusieurs mois, il s'est lancé dans ce voyage pour devenir une meilleure version de lui-même.

Quand j'ai vu Everard pour la première fois s'asseoir dans une posture de montagne, j'ai pu dire qu'il était mal à l'aise. Pas à cause de l'étirement lui-même, mais du défi mental que représente le fait de s'asseoir sur une chaise, de faire du yoga et de l'appeler « exercice ». En quelques semaines, il s'est rendu compte qu'il devenait plus fort et plus agile, et cette barrière mentale a commencé à s'estomper. Everard a commencé à remarquer les résultats, non seulement sur la balance, mais dans sa vie de tous les jours. Son niveau d'énergie a grimpé, sa posture s'est améliorée et le sentiment de défaite a été progressivement remplacé par la confiance. Le changement d'Everard a déclenché l'idée de ce livre.

Ce chemin, comme celui d'Everard, peut également vous être bénéfique. Chaque chapitre de ce livre est soigneusement organisé pour vous guider à travers toutes les facettes du yoga sur chaise, y compris des instructions détaillées sur la forme, les méthodes de respiration et des conseils nutritionnels pour compléter votre pratique. Les exercices ont pour but de vous aider à progresser de manière sécuritaire et méthodique. Et, même si j'ai travaillé en étroite collaboration avec Everard pour adapter son approche, ce livre inclut des changements pour chaque niveau de forme physique, que vous débutiez tout juste ou que vous suiviez un parcours de remise en forme depuis un certain temps.

L'un des avantages majeurs du yoga sur chaise est son accessibilité. L'exercice traditionnel peut être difficile pour les personnes souffrant d'inconfort articulaire, de mobilité réduite ou qui recherchent une alternative à faible impact pour rester actives. Le yoga sur chaise rend l'entraînement accessible à tous, quel que soit l'âge ou le niveau de forme physique, et offre une combinaison unique de croissance musculaire légère, de flexibilité et de soutien à la perte de poids.

Plus important encore, le yoga sur chaise se concentre sur la cohérence plutôt que sur l'intensité. Comme Everard l'a découvert, lorsque vous incluez de petites actions cohérentes dans votre vie quotidienne, elles commencent à s'agréger et à produire des résultats évidents. Ses objectifs initiaux de perte de poids étaient modestes, mais après des mois de pratique constante, il avait dépassé ses attentes. Sa mobilité s'est améliorée, sa posture s'est ajustée et il a même commencé à faire des exercices de respiration, ce qui l'a aidé à gérer le stress et à mieux dormir. Ses progrès n'ont pas été rapides, mais ils ont été constants et, surtout, durables.

En produisant ce guide, je me suis concentré sur plusieurs thèmes fondamentaux qui, selon moi, ont un impact sur la vie :

❖ ***Techniques faciles de perte de poids :*** Chaque exercice de

  ce livre a été soigneusement sélectionné pour vous aider à brûler des calories efficacement tout en évitant la tension associée aux activités de haute intensité. Vous n'avez pas besoin d'équipement sophistiqué ni d'abonnement coûteux à une salle de sport ; tout ce dont vous avez besoin c'est d'une chaise, de votre corps et de la détermination pour mener à bien cette aventure.

❖ ***Améliorations de la mobilité sûre et durable :*** L'un des

  principaux objectifs du yoga sur chaise est de vous aider à retrouver votre mobilité, et pas seulement à perdre du poids. Que vous cherchiez quelque chose sur une étagère haute, que vous montiez les escaliers avec facilité ou que vous vous sentiez simplement plus solide sur vos pieds, les exercices de ce livre vous aideront à améliorer votre équilibre, votre stabilité et votre coordination.

❖ ***Connexion corps-esprit :*** Les techniques de respiration et les activités de pleine conscience décrites ici visent à améliorer non seulement la santé physique mais aussi le bien-être mental. La perte de poids n'est pas seulement un combat physique mais aussi mental. Everard a expliqué que les techniques de respiration consciente qu'il a acquises lui ont permis de se sentir plus ancré et moins sujet au stress alimentaire, dont il souffrait depuis des années. Des approches similaires vous aideront à aborder la perte de poids de manière globale.

❖ ***Motivation et auto-suivi :*** Rester motivé pendant un parcours de remise en forme est généralement l'un des obstacles les plus difficiles. Ce livre est conçu pour vous aider à fixer des objectifs réalisables et à suivre vos progrès. Je raconterai également l'histoire d'autres personnes, comme Everard, qui ont amélioré leur santé grâce au yoga sur chaise. N'oubliez pas que chaque réalisation modeste représente un pas en avant et que votre réussite vous est propre.

Tout comme j'ai vu Everard se transformer à travers sa pratique, je suis convaincu qu'avec dévouement et engagement, vous obtiendrez des résultats comparables. La beauté de ce voyage est qu'il sera unique à chaque individu. Le yoga sur chaise, combiné à une alimentation équilibrée et à un programme cohérent, a le potentiel de produire des résultats significatifs à long terme.

Imaginez un avenir dans lequel des activités simples et quotidiennes vous donneront plus d'influence sur votre santé et votre bien-être. Imaginez-vous vous sentir plus léger, plus mobile et en phase avec le rythme de votre corps. Ce livre vous guidera étape par étape dans ce chemin.

Vous n'avez besoin d'aucune expertise préalable en yoga et vous n'avez pas besoin d'être en pleine forme pour commencer. Tout ce dont vous avez besoin est une chaise, la volonté d'essayer et un engagement envers votre santé. Alors préparons-nous à commencer ce voyage ensemble. Le voyage n'est peut-être pas facile, mais avec de la patience, de la persévérance et les bons outils, vous pouvez devenir une version de vous-même plus saine, plus heureuse et plus mobile.

Bienvenue dans "Rebuild & Thrive Vol. 3". Commençons.

CHAPITRE 1 : COMPRENDRE LE YOGA SUR CHAISE ET PERDRE DU POIDS

L'histoire du yoga sur chaise

Le yoga sur chaise est une adaptation contemporaine du yoga traditionnel conçue pour le rendre plus accessible aux personnes âgées, aux personnes à mobilité réduite et aux personnes en convalescence. L'esprit du yoga est conservé, mais les poses sont modifiées pour être réalisées assis sur une chaise ou avec la chaise vous soutenant. Il est essentiel d'examiner à la fois le contexte historique du yoga et les développements plus récents qui ont abouti à la création de cette forme modifiée afin de bien comprendre les origines du yoga sur chaise.

C'est dans l'Inde ancienne que le yoga est apparu pour la première fois il y a plus de 5 000 ans. Cela a commencé comme une pratique philosophique et spirituelle destinée à unir le corps, l'esprit et l'âme. Les textes védiques, notamment le Rigveda, qui comprend des hymnes et des rituels dirigés par des prêtres védiques, fournissent les premières descriptions connues du yoga. Au fil du temps, le yoga est devenu une pratique plus systématique et, vers 500 avant notre ère, il s'est développé davantage dans la Bhagavad Gita et les Upanishads, deux des textes spirituels les plus importants de la philosophie hindoue.

Dans son *"Les Yoga Sutras"* composé entre 300 avant notre ère et 500 de notre ère, Patanjali a classé le yoga dans le style Ashtanga à huit membres, mettant l'accent sur la méditation, les postures physiques (asanas), le contrôle de la respiration (pranayama) et les principes moraux. Durant cette période, le yoga était en grande partie une pratique spirituelle visant à atteindre l'illumination, avec peu d'accent sur les poses physiques.

Avec l'avènement du Hatha Yoga au XIe siècle, l'aspect physique du yoga tel que nous le connaissons a d'abord pris de l'importance. Le Hatha Yoga a jeté les bases de nombreux styles de yoga contemporains, y compris le yoga sur chaise, et a mis l'accent sur les postures physiques et le contrôle de la respiration pour préparer le corps à la méditation.

Au fur et à mesure que le yoga s'est répandu hors de l'Inde aux XIXe et XXe siècles, il a connu d'importantes modifications. Le yoga a été introduit en Occident par des gourous indiens tels que Swami Vivekananda et Paramahansa Yogananda à la fin des années 1800 et au début des années 1900. Même si ce fut le début d'un mouvement mondial du yoga, l'accent restait principalement sur les éléments philosophiques et spirituels plutôt que sur les poses physiques que nous associons aujourd'hui au yoga.

Les bienfaits physiques du yoga étaient bien connus au milieu du 20e siècle. D'éminents instructeurs de yoga, tels que B.K.S. Iyengar et T. Krishnamacharya ont joué un rôle important dans la vulgarisation des poses de yoga, ou asanas, et dans l'ouverture du yoga à un public plus large. Les exercices physiques que nous voyons aujourd'hui dans les studios de yoga du monde entier sont le résultat direct de leurs enseignements. Iyengar a spécifiquement mis l'accent sur l'utilisation de chaises, de ceintures et de blocs comme accessoires pour aider les stagiaires à atteindre un alignement parfait et à prévenir les blessures.

C'est dans ce cadre qu'est apparu pour la première fois le yoga sur chaise. À mesure que la popularité du yoga augmentait, les instructeurs et les praticiens se sont rendu compte que la pratique devait être modifiée pour convenir aux personnes qui pourraient avoir des difficultés à effectuer des postures de yoga standard en raison de leur âge, d'un handicap ou d'une blessure. En utilisant une chaise comme support, les étudiants pourraient pratiquer le yoga sans avoir à s'allonger sur le dos ni à effectuer des poses difficiles.

Bien que les origines exactes du yoga sur chaise soient incertaines, son développement est étroitement lié à l'émergence du yoga adapté à la fin du XXe siècle. Un type de yoga spécialement conçu pour les personnes ayant un handicap physique est appelé yoga adaptatif. Il rend le yoga plus accessible en modifiant les poses traditionnelles pour l'adapter à différents niveaux de compétence.

La formalisation du yoga sur chaise est fréquemment attribuée à l'instructeur de yoga et pionnier du yoga adaptatif Lakshmi Voelker. Voelker a commencé à travailler avec des clients ayant des problèmes de mobilité à la fin des années 1980, principalement des personnes âgées et handicapées. Après avoir constaté à quel point il était difficile pour beaucoup de ses élèves de réaliser des postures de yoga courantes, elle a décidé de trouver un moyen de rendre le yoga plus accessible pour eux.

Voelker a développé une série de poses sur chaise qui pouvaient être réalisées debout ou assises à l'aide d'une chaise, en s'appuyant sur sa connaissance approfondie du Hatha et du Iyengar Yoga. Elle a donné à cette nouvelle méthode le nom de « Yoga sur chaise » et a commencé à instruire ses étudiants. Elle a créé le programme de certification « Lakshmi Voelker Chair Yoga » en 1987, formalisant ainsi ses enseignements. Depuis, elle a formé des milliers d'instructeurs dans le monde entier.

Les cours de yoga sur chaise de Voelker sont rapidement devenus très appréciés, notamment auprès des personnes âgées et des personnes souffrant d'un handicap physique. Son approche mettait l'accent sur les concepts traditionnels du yoga tels que l'alignement, la conscience et le contrôle de la respiration, tout en adaptant les poses pour les rendre sûres et accessibles à tous. Des personnes qui autrement ne pourraient pas pratiquer le yoga ont pu bénéficier de ses nombreux avantages mentaux et physiques grâce au yoga sur chaise.

Les personnes âgées, qui ont souvent des difficultés de mouvement qui rendent difficile la pratique régulière du yoga, sont particulièrement friandes du yoga sur chaise. Une diminution de la force, de la flexibilité et de l'équilibre est associée au vieillissement et est nécessaire pour effectuer des poses de yoga debout. Pour les seniors qui souhaitent renforcer ces zones sans surcharger leurs articulations ni courir le risque de chute, le yoga sur chaise propose une méthode douce et à faible impact.

Il a été démontré que le yoga sur chaise améliore la santé émotionnelle des personnes âgées en plus de leur santé physique. Des études ont démontré que le yoga, en particulier le yoga sur chaise, peut aider les personnes âgées à se sentir moins stressées, déprimées et anxieuses. Les personnes âgées confrontées aux impacts psychologiques du vieillissement, tels que la douleur chronique ou la perte d'autonomie, pourraient bénéficier davantage de l'accent mis par la pratique sur la pleine conscience et la relaxation.

Pour les aînés, le yoga sur chaise est un excellent moyen de favoriser les relations sociales. Les cours de yoga sur chaise en groupe réduisent la solitude et l'isolement que ressentent généralement les personnes âgées en offrant un environnement accueillant dans lequel les participants peuvent interagir avec les autres.

De plus, le yoga sur chaise a gagné en popularité en tant que méthode thérapeutique pour les personnes qui se remettent de maladies chroniques ou d'accidents. Il est parfois conseillé aux patients en convalescence d'une arthroplastie de la hanche ou du genou, ainsi qu'à ceux atteints de sclérose en plaques ou d'arthrite, de faire du yoga sur chaise par des physiothérapeutes et des spécialistes de la réadaptation. Parce que le yoga sur chaise est doux, c'est un moyen sûr et efficace de retrouver mobilité, force et flexibilité sans aggraver les problèmes existants.

Les personnes handicapées peuvent bénéficier du yoga dans un environnement plus inclusif grâce au yoga sur chaise. Les utilisateurs de fauteuils roulants, les personnes atteintes de maladies neurologiques limitant leur mobilité et les personnes souffrant de divers problèmes physiques peuvent tous bénéficier du yoga sur chaise. Tout le monde peut effectuer des versions modifiées des postures de yoga traditionnelles en utilisant une chaise comme accessoire, qui offre la stabilité et le soutien nécessaires.

De nos jours, la plupart des gens considèrent le yoga sur chaise comme un exercice pratique et efficace. Il est utilisé dans divers contextes, tels que les bureaux d'affaires, les cliniques de réadaptation et les établissements pour personnes âgées. Quiconque recherche une forme plus douce de yoga traditionnel peut pratiquer le yoga sur chaise, mais il est particulièrement courant dans les programmes de santé destinés aux personnes âgées, handicapées et aux personnes en convalescence.

Les gens peuvent désormais pratiquer le yoga sur chaise dans le confort de leur foyer grâce à la disponibilité de cours de yoga en ligne et de vidéos pédagogiques. Qu'il soit utilisé pour la rééducation physique, le soulagement du stress ou la santé en général, le yoga sur chaise est devenu une forme d'exercice pratique et polyvalente de plus en plus appréciée.

Le besoin de styles de yoga plus accessibles et inclusifs a conduit au développement du yoga sur chaise. Bien qu'il ait été adapté pour répondre aux besoins des praticiens modernes, en particulier ceux à mobilité réduite, ses racines remontent aux anciennes traditions du yoga. Le yoga sur chaise est un exemple moderne de la polyvalence du yoga et de sa capacité à aider des personnes d'âges et de capacités différents.

Styles de yoga sur chaise

Les personnes qui ont des difficultés de mouvement, d'équilibre ou qui effectuent des exercices au sol peuvent bénéficier du yoga sur chaise, qui offre les avantages du yoga traditionnel mais est plus accessible. Les personnes âgées, les personnes en convalescence, les personnes handicapées et tous ceux qui recherchent un entraînement doux et à faible impact le trouveront particulièrement utile. Grâce au yoga sur chaise, les pratiquants peuvent améliorer leur force, leur flexibilité et leur équilibre sans surcharger leurs muscles ou leurs articulations. Le yoga sur chaise se présente sous diverses formes pour répondre à différents besoins et niveaux de condition physique. La concentration, le niveau d'intensité et le public cible distinguent ces variantes du yoga sur chaise. Examinons les styles de yoga sur chaise les plus populaires et comment différents praticiens peuvent en bénéficier.

1. Yoga sur une chaise assise

Le type de yoga sur chaise le plus fondamental est appelé « yoga sur chaise assise », dans lequel toutes les poses sont effectuées en position assise sur une chaise rigide. Les personnes à mobilité réduite, âgées ou en convalescence qui les empêchent de se tenir debout ou de s'équilibrer confortablement bénéficieraient grandement de ce type de yoga sur chaise. Dans le yoga assis sur chaise, la chaise sert d'accessoire et de système de support pour aider à modifier les poses de yoga traditionnelles.

La pose de montagne assise, la flexion avant assise, la vache-chat assise et la torsion vertébrale assise sont parmi les poses les plus populaires du yoga sur chaise assise. Tout en maintenant la stabilité du praticien sur chaise, ces poses améliorent la posture, la flexibilité et la force de base.

Les personnes qui ne peuvent pas pratiquer régulièrement des exercices debout peuvent quand même bénéficier des aspects mentaux et physiques du yoga grâce au yoga assis sur chaise, qui est l'un de ses principaux avantages. Les personnes souffrant d'arthrite ou de douleurs chroniques peuvent en bénéficier grandement, car elle est douce pour les articulations et peut être pratiquée pratiquement n'importe où, y compris sur une chaise de bureau, un fauteuil roulant ou une chaise à la maison.

2. Yoga sur chaise debout soutenu

En utilisant la chaise comme support pour les poses debout, le yoga sur chaise avec support debout va encore plus loin. Ce type de yoga permet au pratiquant d'effectuer des poses avec une ou les deux mains posées sur la chaise ou de s'y accrocher pour conserver son équilibre en position debout. Pour ceux qui peuvent se tenir debout et s'équilibrer pendant une courte période mais qui ont besoin de plus d'aide, le yoga sur chaise debout est idéal.

Chair Warrior I, II et III, Chair Tree Pose et Chair Sun Salutation sont toutes des poses de yoga sur chaise debout. Alors que le support de la chaise offre de la stabilité et réduit le risque de chute, ces poses debout améliorent la force, l'équilibre et la coordination des jambes. Pour ceux qui passent beaucoup de temps assis ou qui ont une mauvaise circulation, le yoga sur chaise debout est parfait car il améliore également la circulation, en particulier dans le bas du corps.

Ce type de yoga sur chaise est parfait pour développer l'endurance et la force dans un environnement sécurisé. Il peut être ajusté en fonction des capacités physiques du praticien pour s'adapter à différents degrés de forme physique. Les gens peuvent progresser vers des types plus difficiles et réduire leur dépendance à l'égard de la chaise pour obtenir du soutien à mesure que leur équilibre s'améliore.

3. Yoga sur chaise pour la flexibilité et la mobilité

Deux éléments cruciaux de la santé physique, surtout à mesure que les gens vieillissent, sont la mobilité et la flexibilité.

Améliorer l'amplitude des mouvements, en particulier au niveau des articulations, des muscles et des tissus conjonctifs, est l'objectif du yoga sur chaise pour la mobilité et la flexibilité. Pour les personnes raides, qui ont des problèmes articulaires ou qui souhaitent devenir plus souples sans courir de risque de blessure, ce type de yoga sur chaise est parfait.

Les flexions avant assises, les levées de jambes assises, les étirements des hanches sur chaise et les flexions latérales assises sont des poses de yoga sur chaise qui augmentent la flexibilité et la mobilité. Ces exercices favorisent en douceur la mobilité articulaire tout en allongeant et en étirant les muscles. Par exemple, tandis que les levées de jambes assises font travailler les cuisses et les fléchisseurs de hanches, les flexions avant assises étirent les ischio-jambiers et le bas du dos.

Le yoga fréquent sur chaise pour la flexibilité et la mobilité peut aider à prévenir les blessures, à réduire la raideur et à améliorer les schémas de mouvement généraux. Parce qu'il aide à détendre les muscles tendus et à augmenter la circulation, il est particulièrement bénéfique pour ceux qui souffrent d'arthrite ou qui passent beaucoup de temps assis.

4. Yoga sur chaise de force et d'endurance

Le développement de la force est un aspect crucial de la santé globale, en particulier pour les personnes âgées qui peuvent constater une diminution de leur masse musculaire avec l'âge. Le yoga sur chaise pour la force et l'endurance est conçu pour aider les gens à développer leurs muscles et leur endurance, ce qui améliore la posture, l'équilibre et les mouvements quotidiens.

Dans le yoga sur chaise pour la force, les poses sont souvent maintenues pendant de longues périodes pour développer l'endurance et engager les muscles. Les exercices de renforcement du yoga sur chaise comprennent des squats assis, des pompes sur chaise et des tappers sur chaise assise. Ces exercices constituent une méthode de renforcement musculaire à faible impact, sans utiliser de poids ni de bandes de résistance, et se concentrent sur les jambes, le tronc et le haut du corps.

Le yoga sur chaise peut aider les personnes âgées et celles à mobilité réduite à acquérir de l'indépendance, à améliorer leur équilibre et leur coordination et à réduire leur risque de chute. Les personnes en convalescence après une blessure bénéficient grandement du yoga sur chaise axé sur la force, car il leur permet d'augmenter progressivement leur force musculaire dans un environnement sûr et réglementé.

5. Yoga sur chaise pour la restauration

Le yoga sur chaise réparateur se concentre sur le soulagement du stress et la relaxation. Pour calmer le système nerveux et favoriser la relaxation, ce type de yoga met l'accent sur la respiration profonde, la méditation et les étirements doux. Parce qu'il soulage les tensions et favorise la paix intérieure, le yoga réparateur sur chaise est excellent pour toute personne confrontée au stress, à l'anxiété ou à la douleur chronique.

Il est courant de pratiquer des poses de yoga réparatrices sur chaise lentement et pendant de longues périodes. Les étirements du cou assis, la pose du pigeon sur chaise et le pli assis vers l'avant sont tous utiles pour soulager les muscles raides et encourager la relaxation. Dans les séances de yoga réparateur sur chaise, des techniques de respiration, notamment la respiration diaphragmatique et la respiration alternée par les narines (Nadi Shodhana), sont couramment utilisées pour aider à contrôler la respiration et à évacuer le stress.

Parce que le yoga sur chaise réparateur est doux et met l'accent sur le bien-être mental et émotionnel en plus de l'activité physique, tout le monde peut le pratiquer, quelle que soit sa capacité physique. C'est un excellent moyen d'aider ceux qui ont du mal à s'endormir, qui sont anxieux ou qui ont besoin d'une activité apaisante pour décompresser.

6. Yoga sur chaises pour l'équilibre

L'équilibre est un élément clé de la santé physique, en particulier pour les personnes âgées qui sont plus sujettes aux chutes. Améliorer la stabilité, la coordination et la proprioception (la conscience de la position de son corps dans l'espace) sont les objectifs du yoga sur chaise pour l'équilibre. Les postures de cette technique de yoga sur chaise mettent au défi la capacité du corps à rester droit tout en utilisant la chaise comme support lorsque cela est nécessaire.

La marche assise avec balancement des bras, la pose de l'arbre sur chaise et le squat sur chaise assise sont conçues pour faire travailler les muscles impliqués dans l'équilibre. La stabilité nécessite de la force dans les jambes et le tronc, ce que fournissent ces exercices. Les personnes qui pratiquent régulièrement du yoga sur chaise pour améliorer leur équilibre peuvent devenir plus aptes à bouger avec assurance et à prévenir les chutes.

En plus d'être particulièrement bénéfique pour les personnes âgées, le yoga sur chaise axé sur l'équilibre peut aider à la récupération des personnes dont la coordination a été compromise par des interventions chirurgicales ou des accidents.

Tout le monde peut bénéficier du yoga sur chaise, que son objectif soit de se détendre ou d'améliorer sa force, sa flexibilité ou son équilibre. En choisissant un style de yoga sur chaise adapté à vos objectifs et à vos capacités physiques, vous pouvez créer une pratique qui améliore votre santé et votre bien-être.

Aperçu de la perte de poids et de ses avantages

La perte de poids est souvent une question complexe qui implique des aspects du métabolisme, de l'alimentation, de l'exercice et de la santé émotionnelle. Comprendre les principes de la perte de poids et ses avantages est plus important que jamais dans le monde moderne, alors que les taux d'obésité sont en augmentation et que les problèmes de santé deviennent plus répandus. Cette étude fera la lumière sur la science derrière la perte de poids et sur les nombreux avantages pour la santé du maintien d'un poids santé.

Fondamentalement, la perte de poids se produit lorsque le corps utilise plus d'énergie qu'il n'en consomme. Le bilan énergétique peut être modifié par plusieurs facteurs :

1. Créer un déficit calorique, c'est-à-dire consommer moins de calories que ce dont votre corps a besoin pour maintenir son poids actuel, est le fondement de la perte de poids. Le calcul sous-jacent est simple : vous prendrez du poids si vous consommez 2 500 calories par jour mais n'en brûlez que 2 000 grâce à l'activité physique et aux processus métaboliques. Vous perdrez du poids si vous consommez 1 800 calories et en brûlez 2 000.

2. Le processus chimique par lequel le corps maintient la vie, y compris la transformation des aliments en énergie, est appelé métabolisme. Parce qu'il indique le nombre de calories dont votre corps a besoin au repos pour remplir ses fonctions essentielles, le taux métabolique de base, ou BMR, est un élément crucial du métabolisme. L'âge, le sexe, la masse musculaire et l'hérédité sont quelques-uns des éléments qui affectent le métabolisme de base. Ainsi, en fonction de leur taux métabolique, certaines personnes peuvent trouver la perte de poids plus facile ou plus difficile.

3. En augmentant la dépense calorique, l'exercice aide les gens à perdre du poids. Vous pouvez perdre du poids en pratiquant diverses activités physiques, de la musculation aux exercices cardiovasculaires comme le jogging, le vélo ou la marche. De plus, comme les muscles brûlent plus de calories que les graisses, l'exercice régulier peut contribuer au développement de la masse musculaire, ce qui augmente le métabolisme.

4. Les hormones jouent un rôle important dans la prise et la perte de poids. La leptine, la ghréline, le cortisol et l'insuline ont tous des effets significatifs sur le métabolisme, le stockage des graisses et le contrôle de l'appétit. Une prise de poids ou des difficultés à perdre du poids pourraient

résulter d'un déséquilibre de ces hormones. Les gens peuvent choisir plus judicieusement leurs aliments et leur mode de vie s'ils comprennent le fonctionnement de ces hormones.

La perte de poids présente de nombreux avantages pour la santé physique et mentale. Parmi les avantages les plus significatifs figurent :

1. Vous pouvez réduire considérablement votre risque de développer des maladies chroniques, notamment le diabète de type 2, les maladies cardiaques, l'hypertension et certains types de cancer, en maintenant un poids santé. Le surpoids exerce un stress sur le corps, ce qui augmente la résistance à l'insuline et l'inflammation, deux facteurs qui augmentent le risque de développer des maladies chroniques.

2. Perdre du poids peut améliorer le taux de cholestérol, réduire la tension artérielle et soulager la pression exercée sur le cœur. Le maintien d'un poids santé peut contribuer à réduire le risque de crise cardiaque et d'accident vasculaire cérébral en améliorant la fonction cardiaque et la circulation.

3. Un poids excessif peut exercer une pression excessive sur les articulations, en particulier sur les articulations porteuses comme les hanches et les genoux. Cette tension peut être atténuée en perdant du poids, ce qui peut augmenter la mobilité, réduire la douleur et réduire le risque d'arthrose.

4. L'apnée du sommeil, une condition dans laquelle la respiration s'arrête momentanément pendant que vous dormez, est généralement liée au surpoids. Ces symptômes peuvent être atténués par la perte de poids, améliorant ainsi la qualité du sommeil et le bien-être général.

5. De nombreuses personnes disent se sentir plus alertes et plus énergiques après avoir perdu du poids. Ce regain d'énergie peut faciliter les tâches quotidiennes, augmenter le rendement et promouvoir un mode de vie actif.

6. En renforçant la confiance et l'estime de soi, la perte de poids peut améliorer la santé mentale. De plus, l'exercice régulier, souvent lié à la perte de poids, libère des endorphines, qui peuvent réduire l'anxiété et les symptômes dépressifs.

7. La qualité de vie générale d'une personne peut être améliorée en maintenant un poids santé, ce qui lui permet

de participer plus pleinement aux activités familiales, sociales et récréatives. Cela peut offrir un plus grand degré de contentement et de bien-être.

8. Des études ont montré que le maintien d'un poids santé est associé à une durée de vie plus longue. Au fil du temps, perdre du poids peut améliorer la vitalité et ralentir le processus de vieillissement.

Comprendre les interactions complexes entre l'alimentation, l'exercice, le métabolisme et la psychologie est essentiel pour comprendre la perte de poids. Au-delà de l'apparence, atteindre et maintenir un poids santé présente de nombreux avantages, tels qu'une meilleure santé mentale et physique et une meilleure qualité de vie.

La base scientifique du yoga sur chaise et de la perte de poids

Pour ceux qui trouvent les pratiques de yoga traditionnelles trop difficiles ou indisponibles, le yoga sur chaise est devenu un type d'exercice révolutionnaire. Il est nécessaire d'examiner les aspects physiologiques, psychologiques et comportementaux du yoga sur chaise pour comprendre la science derrière cette pratique et son impact sur la perte de poids.

Avantages du yoga sur chaise pour la physiologie

1. Métabolisme et brûlure calorique : En augmentant votre dépense calorique, le yoga sur chaise peut aider à perdre du poids. Le yoga sur chaise augmente considérablement la fréquence cardiaque et le métabolisme, même s'il ne permet pas de brûler autant de calories que les exercices de haute intensité. Lorsqu'elle est effectuée régulièrement, la combinaison de postures s'étire et les mouvements peuvent augmenter la dépense énergétique totale. Des études ont montré que même un exercice léger peut augmenter les taux métaboliques, ce qui permet au corps de brûler les graisses pour produire de l'énergie.

2. Renforcement et activation des muscles : Une gamme de positions axées sur différents groupes musculaires constitue le yoga sur chaise, qui augmente la force et l'activation musculaires. Par exemple, des exercices comme le chair Warrior et la levée des jambes assises améliorent à la fois la force fonctionnelle et le tonus musculaire, tous deux nécessaires aux tâches quotidiennes. Étant donné que les muscles brûlent plus de calories au repos que les graisses, gagner du muscle est particulièrement utile pour perdre du poids. Par conséquent, l'ajout de résistance grâce au yoga sur chaise favorise un environnement métabolique propice à la perte de poids.

3. Mobilité et flexibilité accrues : Maintenir un mode de vie actif, en particulier à mesure que nous vieillissons, nécessite flexibilité et agilité. Le yoga sur chaise utilise des mouvements d'amplitude de mouvement et des étirements légers pour améliorer la flexibilité. De meilleures habitudes de mouvement et une diminution du risque de blessure peuvent résulter d'une flexibilité accrue, qui permet aux personnes de participer à des activités physiques supplémentaires susceptibles de les aider à perdre du poids. De plus, une plus grande mobilité permet aux gens d'effectuer leurs tâches quotidiennes plus efficacement, encourageant ainsi un mode de vie actif qui contribue à la gestion du poids.

4. Atténuation du stress et équilibre hormonal : Étant donné que le stress déclenche les réactions hormonales du corps, en particulier la production de cortisol, associée au développement des graisses, il affecte considérablement la régulation du poids. La respiration profonde et la pleine conscience sont deux méthodes de relaxation incluses dans le yoga sur chaise et qui peuvent réduire efficacement les niveaux de stress. Il a été démontré que des techniques de relaxation régulières réduisent les niveaux de cortisol, ce qui atténue l'impact du stress sur la prise de poids. Les effets apaisants du yoga sur chaise favorisent le bien-être, ce qui soutient les initiatives de perte de poids.

Les bienfaits du yoga sur chaise pour l'esprit

1. Conscience du corps et pleine conscience : en permettant aux praticiens de se concentrer sur leur respiration, leurs sensations corporelles et leurs mouvements, le yoga sur chaise favorise la conscience. Une approche plus délibérée des choix alimentaires et de style de vie peut découler de cette prise de conscience accrue. Le yoga sur chaise renforce la connexion corps-esprit, ce qui encourage des habitudes alimentaires plus saines. La recherche indique que la pratique de la pleine conscience peut entraîner de

meilleurs choix alimentaires et une alimentation moins émotionnelle, ce qui contribue à la perte de poids.

2. Santé mentale : en atténuant les symptômes d'inquiétude et de désespoir, généralement liés à la prise de poids, le yoga sur chaise peut améliorer la santé mentale. Grâce au mouvement, la pratique favorise un environnement positif dans lequel les gens peuvent ressentir des émotions positives et un sentiment d'accomplissement. Une plus grande estime de soi et une plus grande motivation pour atteindre les objectifs de perte de poids peuvent découler de cet élan émotionnel. La recherche indique que les personnes qui intègrent l'activité physique à leur routine quotidienne éprouvent une meilleure humeur et un plus grand sentiment d'efficacité personnelle, deux facteurs qui contribuent à la perte de poids.

Aspects comportementaux du yoga sur chaise

1. Créer une habitude à long terme : L'un des éléments les plus
    cruciaux pour perdre et maintenir une perte de poids est de
    créer et de maintenir une routine d'exercice régulière. Parce
    que le yoga sur chaise est si accessible, les gens peuvent
    facilement l'intégrer à leur routine quotidienne. Les
    personnes ayant des restrictions physiques peuvent
    participer à des activités quotidiennes sans les obstacles liés
    aux entraînements traditionnels grâce à la possibilité de
    s'entraîner en position assise. Les personnes qui prennent
    l'habitude de pratiquer fréquemment pourraient constituer
    la base d'une perte de poids réussie à long terme.

2. Soutien et communauté : Le sentiment de soutien et de
    communauté que les cours de yoga sur chaise suscitent
    habituellement peut encourager les participants à s'en tenir
    à leurs objectifs de perte de poids. Le lien social et le
    soutien sont rendus possibles par l'appartenance à un
    groupe, ce qui renforce les comportements positifs. La
    recherche indique que le soutien social est un indicateur
    puissant de l'efficacité d'un programme de perte de poids.
    Le yoga sur chaise crée une atmosphère positive pour la
    croissance personnelle en donnant aux gens un moyen de
    rencontrer des personnes qui partagent leurs intérêts.

3. Autonomisation via la flexibilité : l'adaptabilité du yoga sur chaise à différents niveaux de condition physique et conditions physiques est l'un de ses arguments de vente uniques. Quelle que soit leur origine, cette inclusivité permet aux gens de prendre le contrôle de leur santé et de leur bien-être. En proposant des ajustements et des positions alternatives, le yoga sur chaise encourage les pratiquants à prêter attention à leur corps et à progresser à leur rythme. Cette autonomisation peut conduire à un engagement accru envers les objectifs de perte de poids et à une meilleure adhésion aux programmes d'exercices.

Le yoga sur chaise est une méthode de perte de poids puissante et scientifiquement étayée qui intègre des éléments comportementaux, psychologiques et physiologiques. Le yoga sur chaise encourage la combustion des calories, l'activation musculaire, la flexibilité et la réduction du stress, qui contribuent tous à la perte de poids et à l'amélioration globale de la santé. Le yoga sur chaise est une option à long terme pour toute personne souhaitant perdre du poids et améliorer sa qualité de vie en raison de ses caractéristiques de pleine conscience et de communauté qui encouragent des habitudes saines. Le yoga sur chaise continuera à jouer un rôle important dans le domaine de la santé et du bien-être à mesure que de plus en plus de personnes prendront conscience de ses avantages, prouvant que tout le monde peut contrôler son poids avec succès, quelles que soient ses capacités physiques.

Comment le yoga sur chaise améliore la flexibilité et le mouvement

Maintenir la flexibilité et la mobilité est essentiel dans l'environnement plus sédentaire d'aujourd'hui, en particulier à mesure que nous vieillissons. De nombreuses personnes souffrent d'une amplitude de mouvement réduite et d'une raideur en raison de problèmes de santé chroniques, de blessures ou d'inactivité. C'est là que brillent les avantages du yoga sur chaise en tant que pratique. Les personnes de tous âges et de tous niveaux peuvent effectuer des poses de yoga en position assise en utilisant le yoga sur chaise.

Il est essentiel de comprendre les définitions de la mobilité et de la flexibilité avant de se plonger dans les spécificités du yoga sur chaise.

La capacité de se déplacer librement et sans effort est connue sous le nom de mobilité. L'amplitude des mouvements articulaires, la coordination et la capacité d'effectuer des tâches confortablement sont toutes incluses. Les activités quotidiennes comme marcher, se pencher et se lever d'une chaise nécessitent une bonne mobilité.

À l'inverse, la capacité des muscles et des tendons à s'étirer est appelée flexibilité. Être flexible permet aux articulations de bouger librement, ce qui est essentiel pour les activités physiques. Une flexibilité accrue peut contribuer à la santé physique générale, aux performances sportives et à la prévention des blessures.

La valeur du yoga sur chaise pour augmenter la flexibilité et la mobilité

Le yoga sur chaise est une toute nouvelle méthode visant à accroître la flexibilité et la mobilité qui associe la pleine conscience et la respiration consciente à des exercices légers. Cela fonctionne comme ça.

1. Mouvement doux : Le yoga sur chaise consiste à s'asseoir sur une chaise ou à l'utiliser comme support tout en effectuant diverses poses. Cela en fait une excellente option pour tous ceux qui pourraient avoir du mal à effectuer des poses de yoga standard en raison de douleurs chroniques, d'une mobilité réduite ou de problèmes d'équilibre. Les mouvements doux augmentent le flux sanguin vers les muscles, soulagent les articulations raides et améliorent la conscience globale du corps.

2. Pose de yoga sur chaise : De nombreuses poses de yoga sur chaise sont conçues pour avoir un faible impact et être bonnes pour vos articulations. Les gens peuvent engager leurs muscles et leurs articulations sans les soumettre à un stress, comme le font les positions debout, en faisant des poses comme l'étirement sur chaise chat-vache ou la pose de montagne assise. Cette méthode douce encourage les

mouvements nécessaires pour améliorer la flexibilité et la mobilité tout en réduisant le risque de blessure.

3. Se concentrer sur des groupes musculaires spécifiques : le yoga sur chaise peut être adapté pour se concentrer sur des groupes musculaires spécifiques nécessaires à la flexibilité et à la mobilité. Par exemple, les postures centrées sur les épaules, les hanches et le bas du dos peuvent améliorer l'amplitude des mouvements et réduire le stress dans ces zones. La façon dont ces groupes musculaires fonctionnent dans les tâches quotidiennes peut être grandement améliorée par une pratique régulière du yoga sur chaise.

4. Force de base améliorée : Un noyau solide est essentiel pour maintenir la stabilité et l'équilibre, deux qualités essentielles à la mobilité. Les muscles centraux sont au centre de nombreuses poses de yoga sur chaise, qui améliorent le contrôle et la force. La flexibilité et la force de base sont renforcées avec des poses comme le Seated Tummy Twist et le Chair Warrior I, qui améliorent la mobilité globale.

5. Meilleur équilibre : un élément clé de la mobilité est l'équilibre, et le yoga sur chaise offre un environnement sécurisé pour perfectionner les compétences visant à améliorer l'équilibre. Des postures situées telles que Chair

Tree Pose ou Chair Warrior III, qui aident à développer la conscience proprioceptive nécessaire à la stabilité et à réduire le risque de chute, permettent aux utilisateurs de remettre progressivement en question leur équilibre tout en utilisant la chaise comme support.

6. Le yoga sur chaise met fortement l'accent sur l'importance de la conscience et du contrôle de la respiration. La technique de respiration 4-4-4 et la respiration abdominale profonde sont utiles pour réduire le stress et favoriser la relaxation. Nos muscles sont plus susceptibles de réagir favorablement aux étirements lorsque nous sommes détendus, ce qui augmente notre flexibilité. La conscience de la respiration améliore également la conscience corporelle, permettant aux praticiens de prêter attention à leur corps et de l'ajuster si nécessaire.

7. Pratique régulière et cohérence : L'un des préceptes du yoga les plus importants est la cohérence. Au fil du temps, le yoga sur chaise peut vous aider à devenir plus flexible et plus mobile. Les gens peuvent essayer des étirements plus profonds et augmenter leur amplitude de mouvement à mesure qu'ils s'habituent aux poses. Les gens se sentent plus autonomes et sont inspirés à continuer à être actifs et impliqués dans leur vie quotidienne grâce à cet engagement continu avec leur corps.

8. Connexion corps-esprit : le yoga sur chaise favorise une approche holistique du bien-être en aidant les praticiens à établir des connexions avec leur corps et leur esprit. Les gens peuvent identifier les zones de tiraillement et d'inconfort grâce à cette connexion corps-esprit, qui accroît la conscience des sensations corporelles. Les praticiens peuvent modifier les poses en fonction de leurs besoins et progresser à leur rythme en étant conscients de leur corps.

Pose de yoga sur chaise pour une flexibilité et une mobilité améliorées

Plusieurs poses de yoga sur chaise sont excellentes pour augmenter la flexibilité et la mobilité :

❖ Position assise en montagne : Cette pose fondamentale favorise une bonne posture et une activation centrale, ce qui contribue à renforcer la stabilité et à allonger la colonne vertébrale.

❖ Chair Cat-Cow Stretch : Cet exercice dynamique soulage le stress et réchauffe la colonne vertébrale, ce qui entraîne une flexibilité accrue du cou et du dos.

❖ Courbure avant assise : Cette pose aide à améliorer la flexibilité des hanches et de la colonne vertébrale en étirant le bas du dos et les ischio-jambiers.

❖ Position Pigeon sur chaise : Cette position cible les zones qui sont fréquemment raides après une position assise prolongée en ouvrant les hanches et en étendant les fessiers.

❖ Poses de Chair Warrior : Ces poses améliorent la stabilité et l'équilibre, deux éléments essentiels de la mobilité globale tout en renforçant les jambes.

Les personnes de tous âges et de toutes capacités peuvent bénéficier du yoga sur chaise car il s'agit d'une pratique puissante qui encourage la flexibilité et la mobilité. En combinant des mouvements doux, une respiration consciente et l'accent mis sur la conscience du corps, le yoga sur chaise permet aux pratiquants de bénéficier des nombreux bienfaits du yoga pour la santé tout en améliorant leur bien-être physique. Le yoga sur chaise a le potentiel de révolutionner votre parcours de bien-être, quels que soient vos objectifs : réduire les raideurs, augmenter l'amplitude des mouvements ou préserver votre indépendance. Avec dévouement et persévérance, le yoga sur chaise peut améliorer votre flexibilité et votre mobilité, conduisant ainsi à un mode de vie plus actif et plus sain.

Avantages des mouvements à faible impact pour les personnes de tous âges

Au cours des dernières années, les activités à faible impact ont gagné en popularité comme moyen efficace de maintenir la santé physique et le bien-être des individus de tous âges. Ces exercices conviennent aux personnes de tous âges, y compris les débutants, les personnes âgées et celles qui se remettent d'une blessure, car ils sont bien connus pour réduire les tensions articulaires et les risques de dommages. Les avantages des mouvements à faible impact seront examinés dans cette conversation, en mettant l'accent sur leur importance pour tous les groupes d'âge.

1. Bien-être articulaire et diminution du risque de blessure

La douceur des activités à faible impact, qui contribue à la protection des articulations, est l'un de ses plus grands avantages. Le jogging, les sauts et autres exercices traditionnels à fort impact peuvent provoquer de graves tensions sur les chevilles, les hanches et les genoux. Chez les personnes âgées, ce stress peut aggraver des problèmes articulaires préexistants, entraînant un inconfort et une limitation des mouvements. Les gens peuvent pratiquer une activité physique sans surcharger leurs articulations en faisant des exercices à faible impact comme le yoga sur chaise, le vélo et la natation. Parce qu'elle encourage le mouvement sans exacerber la douleur, cette fonction protectrice est particulièrement bénéfique pour les personnes souffrant d'arthrite ou de douleurs articulaires.

2. Meilleure santé cardiovasculaire

La santé cardiovasculaire peut être considérablement améliorée par des entraînements à faible impact. Les exercices d'aérobic à faible impact, la marche et le vélo font tous travailler le cœur et les poumons sans les surcharger. Les exercices aérobiques à faible impact peuvent aider à réduire la tension artérielle et le cholestérol en augmentant la fréquence cardiaque et en améliorant la circulation. Pour les personnes de tous âges, la pratique régulière d'exercices cardiovasculaires à faible impact est essentielle au maintien d'un mode de vie sain, car elle réduit le risque de maladie cardiaque, d'accident vasculaire cérébral et d'autres maladies cardiovasculaires.

3. Équilibre et flexibilité améliorés

Les activités à faible impact peuvent intégrer des exercices d'étirement et de flexibilité pour améliorer l'amplitude des mouvements et l'équilibre. Pour les personnes âgées, qui peuvent devenir raides et moins flexibles à mesure qu'elles vieillissent, cela est particulièrement important. La mobilité générale est améliorée par une flexibilité accrue, ce qui rend les activités quotidiennes comme marcher, se pencher et atteindre plus sûres et plus faciles. De plus, même si les chutes constituent un gros problème pour les personnes âgées, des exercices d'équilibre à faible impact comme le yoga ou le tai-chi peuvent contribuer à réduire le risque. En favorisant un meilleur équilibre et une meilleure coordination, ces activités aident les gens à conserver leur indépendance et leur confiance en eux.

4. Contrôler le poids et augmenter le métabolisme

De plus, les exercices à faible impact peuvent soutenir le métabolisme et le contrôle du poids. Les exercices à faible impact peuvent être soutenus pendant de longues périodes, entraînant une dépense calorique considérable au fil du temps, tandis que les entraînements à fort impact brûlent plus de calories en moins de temps. Des exercices à faible impact peuvent également être facilement intégrés aux horaires quotidiens, permettant aux gens d'être actifs sans investir beaucoup de temps. Prendre les escaliers plutôt que l'ascenseur ou marcher plutôt que conduire sur de courtes distances peut à la fois améliorer la fonction métabolique et la gestion du poids tout en augmentant l'activité physique globale.

5. Avantages pour la santé mentale

Quelle que soit son intensité, l'activité physique a un effet important sur la santé mentale. Les mouvements peu influents ne font pas exception. L'exercice fréquent libère des endorphines, qui sont des stimulants naturels de l'humeur qui peuvent aider à réduire les symptômes de mélancolie et d'anxiété. En plus de favoriser un sentiment de communauté et d'appartenance, les interactions sociales dans le cadre d'activités de groupe à faible impact comme le yoga sur chaise ou la danse peuvent aider les personnes âgées à se sentir moins seules et seules. De plus, des pratiques de pleine conscience telles que la concentration sur le mouvement et la respiration sont généralement intégrées aux entraînements à faible impact, ce qui peut améliorer le bien-être mental et réduire les niveaux de stress.

6. Inclusion et accessibilité

L'accessibilité est également un autre avantage important des entraînements à faible impact. Les exercices à faible impact sont inclusifs et peuvent être personnalisés pour s'adapter à une gamme de niveaux de condition physique et de conditions physiques, contrairement aux routines à fort impact qui peuvent nécessiter certaines compétences ou aptitudes athlétiques. Cette flexibilité permet à ceux qui débutent dans l'exercice physique, qui souffrent de maladies chroniques ou qui ont des déficiences de participer de manière sûre et efficace. Par exemple, le yoga sur chaise permet aux personnes âgées et aux personnes à mobilité réduite de se renforcer et de s'étirer en position assise, garantissant ainsi à chacun la possibilité d'améliorer son bien-être physique.

7. Promotion d'habitudes d'exercice pour la vie

L'exercice peut être rendu plus agréable plutôt qu'effrayant en promouvant une bonne attitude envers la forme physique grâce à des mouvements à faible impact. Les personnes de tous âges sont encouragées à mener une vie active grâce à cette stratégie. Lorsque les programmes de remise en forme intègrent des activités amusantes à faible impact comme la danse, la natation ou le jardinage, les gens sont plus susceptibles de les maintenir. Des avantages à long terme pour la santé, comme une durée de vie plus longue, une meilleure qualité de vie et une diminution des risques de maladies chroniques, peuvent résulter de cet engagement à faire de l'exercice régulièrement.

8. Récupération et guérison améliorées

Après une intervention chirurgicale ou une blessure, les exercices à faible impact offrent un moyen sûr de retrouver force et mobilité. Pour aider les patients à récupérer sans surcharger leur corps, les programmes de réadaptation intègrent généralement des exercices à faible impact. Des exercices comme la natation ou le vélo sont souvent suggérés par les physiothérapeutes pour renforcer les muscles et améliorer la fonction articulaire. L'exercice effectué progressivement accélère non seulement la récupération, mais réduit également le risque de nouvelle blessure, permettant aux patients de reprendre leurs activités habituelles en toute confiance.

9. Réseaux sociaux et développement communautaire

La marche en groupe, le yoga sur chaise et l'aquagym ne sont que quelques-unes des activités de mouvement à faible impact qui offrent de nombreuses possibilités d'interaction sociale. Ces séances peuvent servir de lieux de rassemblement social pour les personnes âgées, favorisant la camaraderie et un sentiment de communauté. Les gens sont plus susceptibles de poursuivre leurs aventures de remise en forme lorsqu'ils participent à des entraînements à faible impact avec d'autres, car cela favorise la motivation et la responsabilité. La composante sociale des loisirs à faible impact peut grandement améliorer le bien-être mental et créer un sentiment d'orientation.

Enfin, les activités à faible impact favorisent un environnement inclusif pour l'activité physique en mettant l'accent sur la santé des articulations, en augmentant la forme cardiovasculaire, en améliorant la flexibilité et l'équilibre, en renforçant le bien-être mental et en favorisant l'accessibilité. L'intégration d'activités à faible impact dans la vie quotidienne, comme le yoga sur chaise, la marche ou la natation, peut améliorer la qualité de vie, les résultats en matière de santé et le développement d'habitudes de remise en forme tout au long de la vie.

Comprendre l'importance de ces exercices doux mais efficaces montre clairement qu'ils ne sont pas seulement une mode mais un élément essentiel d'un mode de vie sain pour chacun, quel que soit son âge ou son degré de forme physique.

CHAPITRE 2 : COMMENCER VOTRE AVENTURE DE YOGA SUR CHAISE

Choisir la chaise et les accessoires appropriés

Choisir la bonne chaise et le bon équipement est l'un des éléments les plus cruciaux d'une pratique fructueuse du yoga sur chaise. Votre pratique du yoga sur chaise dépend de la chaise que vous sélectionnez. Lorsqu'il s'agit de soutenir votre corps lors de différents exercices, toutes les chaises ne sont pas égales. Voici quelques caractéristiques essentielles à rechercher.

1. Conception robuste : Votre chaise doit être robuste et durable. Cherchez à choisir des chaises en métal ou en bois suffisamment solides pour supporter plus de poids que vous. Lorsque vous effectuez des entraînements qui nécessitent force et équilibre, cela garantit la sécurité.

2. Hauteur du siège : La hauteur du siège de la chaise est cruciale. Votre chaise doit soutenir vos genoux à un angle de 90 degrés et vos pieds à plat sur le sol lorsque vous êtes assis. Essayez d'utiliser un coussin pour élever votre position assise si vous ne parvenez pas à trouver une chaise à la bonne hauteur.

3. Largeur et profondeur du siège : Le siège doit être suffisamment profond et large pour s'adapter à votre corps. Vous pourriez ne pas être en mesure d'effectuer différentes positions et vous sentir mal à l'aise si le siège est trop peu profond ou trop étroit.

4. Soutien du dos : Pour ceux qui ont des problèmes de dos, en particulier, une chaise avec un dossier de soutien est essentielle. Pour vous aider à maintenir une bonne posture pendant la pratique, recherchez des chaises avec soutien lombaire et dossier droit.

5. Accoudoirs : Pour certaines positions, les chaises avec accoudoirs peuvent offrir un soutien supplémentaire. Pour éviter de limiter votre amplitude de mouvement lors de certaines activités, assurez-vous que les accoudoirs ne sont pas trop hauts. Idéalement, vos bras devraient glisser facilement sous eux.

Chaises de yoga sur chaise :

Le yoga sur chaise fonctionne souvent bien avec des chaises de bureau ou de salle à manger ordinaires, mais vous pouvez également envisager des options spécialisées :

1. Chaises de yoga : Conçues spécialement pour le yoga, ces chaises sont généralement dotées de fonctionnalités qui améliorent votre pratique. Ils conviennent à une gamme d'exercices car ils peuvent avoir des conceptions pliables, des dossiers rétractables ou des hauteurs variables.

2. Chaises de stabilité : conçues pour résister aux mouvements dynamiques, les chaises de stabilité offrent un soutien supplémentaire dans des positions plus difficiles. Ils intègrent généralement des composants supplémentaires dans leur construction, notamment des balles de stabilité ou des bandes de résistance.

3. Chaises pliables : Les chaises pliables peuvent être un choix fantastique pour les personnes qui disposent de peu d'espace de rangement. Bien qu'ils soient portables et légers, ils doivent néanmoins respecter les spécifications de hauteur et de stabilité.

Des outils supplémentaires pour vous aider à vous améliorer dans ce que vous faites

Les modules complémentaires suivants pourraient améliorer votre pratique du yoga sur chaise en plus de la chaise :

1. Tapis de yoga : Pour améliorer la stabilité et l'adhérence, placez un tapis de yoga sous votre chaise. Ceci est particulièrement utile pour les chaises qui pourraient glisser sur du carrelage ou du parquet. Assurez-vous que le tapis n'est pas glissant pour éviter les accidents.

2. Coussins et traversins : Les coussins peuvent être utilisés pour ajuster la hauteur et offrir un confort supplémentaire. Pour ceux qui ont du mal à s'asseoir droit, l'ajout d'un coussin à la chaise peut aider à maintenir un bon alignement. De plus, le corps peut être soutenu dans diverses positions grâce à l'utilisation d'appareils orthopédiques.

3. Votre pratique du yoga sur chaise peut devenir plus variée et plus intense grâce à l'utilisation de bandes de résistance. Comme vous pouvez modifier le niveau de résistance en fonction de vos capacités, ils sont particulièrement utiles pour les entraînements de renforcement musculaire.

4. Poids légers : Vous pouvez améliorer des entraînements spécifiques et développer votre force sans surcharger vos articulations en utilisant des haltères légers ou des poids pour les poignets. Commencez avec le plus petit poids possible pour éviter tout dommage.

Dans de nombreuses postures différentes, vous pouvez utiliser des blocs de yoga pour rapprocher le sol de votre corps. Ils offrent stabilité et soutien, ce qui facilite le maintien d'un bon alignement, surtout si votre flexibilité est limitée.

Organiser votre domaine de pratique

Établir une atmosphère propice qui encourage la concentration, la relaxation et le bien-être physique est essentiel lors de la conception d'un espace de pratique du yoga sur chaise. Vous pourrez pratiquer plus efficacement et accorder toute votre attention à chaque séance dans un espace de travail bien organisé. Ceci est un guide complet pour aménager votre espace pour le yoga sur chaise.

Choisir le bon site

Choisir l'emplacement idéal est la première étape dans l'aménagement d'un espace de pratique du yoga sur chaise. Trouvez un endroit calme dans votre maison où vous pourrez pratiquer sans être dérangé. Cela peut être un espace distinct, un coin de votre salon ou même un point lumineux sur votre porche.

Choisissez un endroit où il n'y aura aucun bruit ni distraction de la part de la famille, des animaux domestiques ou des appareils électroniques. La concentration et la détente nécessitent un environnement paisible. Choisissez un espace qui reçoit de la lumière naturelle si possible. Vous pouvez vous sentir plus heureux et pratiquer plus efficacement au soleil. Assurez-vous qu'il est facile de se rendre à l'endroit où vous pratiquez. Il devrait être facile d'y accéder, surtout si vous avez des problèmes de mobilité.

Créer un cadre cosy

Votre expérience de yoga sur chaise sera considérablement améliorée en créant un espace accueillant et confortable. Assurez-vous que la température de la pièce est adaptée à votre pratique. Vous souhaiterez peut-être ajuster vos systèmes de climatisation et de chauffage ou utiliser des couvertures ou des ventilateurs si nécessaire. Une ambiance calme peut être créée grâce à l'utilisation d'un éclairage ambiant doux. Essayez d'utiliser des lampes de table ou des lampadaires avec des ampoules chaudes s'il n'y a pas assez de lumière naturelle dans votre espace. Évitez les plafonniers trop puissants, car cela pourrait être ennuyeux.

Votre humeur peut être considérablement affectée par les odeurs. Pensez à utiliser de l'encens, des bougies ou des huiles essentielles pour créer une ambiance apaisante dans votre maison. Les parfums d'agrumes, d'eucalyptus et de lavande peuvent aider à la concentration et à la relaxation. Certaines personnes pensent que la pratique est facilitée par une musique de fond relaxante ou des sons ambiants. Vous avez la possibilité de méditer guidée ou de vous calmer. Choisissez quelque chose qui vous fait du bien et favorise une atmosphère calme.

Création d'un planning

Établir une routine peut vous aider à consolider votre pratique une fois votre espace préparé. Sélectionnez des moments précis de la semaine pour pratiquer le yoga sur chaise. Vous pouvez développer une habitude et renforcer votre engagement en étant cohérent. Prenez un moment pour vous préparer mentalement avant chaque entraînement. Pour vous vider la tête et concentrer votre concentration, pensez à effectuer une méditation rapide ou un exercice de respiration profonde.

Créez une routine pré-entraînement pour signaler le début de votre séance. Cela peut consister à prendre quelques respirations profondes, à allumer une bougie ou à jouer une certaine chanson. Ces routines vous aident à rediriger votre attention de vos responsabilités quotidiennes vers votre pratique du yoga.

Ajouter des touches individuelles

Votre espace de pratique pourrait sembler plus accueillant et plus important si vous y ajoutez des touches personnelles. Ajoutez des éléments qui vous inspirent, comme des images, des plantes ou des œuvres d'art. Ces éléments peuvent contribuer à créer un environnement vivant et optimiste. Vous pouvez améliorer votre espace de pratique en y faisant entrer la nature. Pour favoriser la détente et le bien-être, pensez à utiliser des fleurs, des plantes ou d'autres éléments naturels. Pour rester motivé et concentré sur vos objectifs, affichez des paroles ou des affirmations de motivation dans votre domaine de pratique.

La façon dont vous aménagez votre espace de pratique de yoga sur chaise est un choix personnel qui peut grandement affecter vos résultats et votre expérience. Vous pouvez créer un havre de paix qui soutient votre esprit, votre corps et votre âme en choisissant soigneusement l'endroit, la chaise et l'atmosphère idéales, ainsi qu'en installant votre équipement. Rappelons que l'objectif ultime du yoga sur chaise est de cultiver un sentiment de calme, de bien-être et de connexion avec soi en plus du conditionnement physique. Profitez du voyage vers une meilleure forme physique et une meilleure santé après avoir pris le temps de concevoir un environnement qui répond à vos exigences et à vos objectifs.

Personnaliser le yoga sur chaise pour répondre aux exigences et capacités personnelles

Le yoga sur chaise est une activité flexible qui peut être facilement modifiée pour s'adapter aux besoins et aux limites de chaque participant. Le yoga sur chaise est un type d'exercice doux mais efficace, que vous soyez confronté à des problèmes de mobilité liés à l'âge, que vous vous remettiez d'une blessure ou que vous gériez une maladie chronique. En raison de son adaptabilité, il est parfait pour les personnes âgées, les personnes handicapées et toute autre personne recherchant un choix d'exercice à faible impact. Nous examinerons dans cette section comment adapter le yoga sur chaise aux capacités de chaque personne, pour en faire une pratique sûre et épanouissante.

Connaître vos exigences et vos limites est essentiel avant de vous lancer dans un voyage de yoga sur chaise. Votre pratique sera guidée par cette conscience de soi, qui vous permettra également de procéder aux ajustements nécessaires. Pensez aux composants suivants :

1. Limitations physiques : Tenez compte de toutes les limitations physiques que vous pourriez avoir, telles que des problèmes articulaires, de l'arthrite, une mobilité réduite

ou un inconfort chronique. Les types de postes pouvant être effectués en toute sécurité dépendront de ces facteurs.

2. Récupération après une blessure : Si vous vous remettez d'une blessure, discutez des mouvements sûrs et appropriés avec votre médecin ou votre physiothérapeute.

3. De nombreuses personnes peuvent avoir des problèmes d'équilibre et de coordination, en particulier les personnes âgées. Être conscient de ces problèmes peut vous aider à choisir des positions qui réduisent le risque de chute.

4. Flexibilité : Chacun a des niveaux de flexibilité variés, ce qui peut affecter votre aisance dans certaines positions. N'en faites pas trop et faites attention à votre corps.

5. Niveaux d'énergie : Les variations de votre niveau d'énergie peuvent être provoquées par les médicaments, la maladie et la fatigue. Vous pouvez développer une routine de pratique régulière en variant la durée et l'intensité de vos séances.

Adaptation de la pose de yoga sur chaise

Le yoga sur chaise est intrinsèquement adaptable, offrant une variété de poses qui peuvent être personnalisées pour répondre aux préférences personnelles. Les positions de yoga sur chaise peuvent être modifiées des manières suivantes :

1. Variations de assis ou debout : essayez une version assise si une posture, comme celle du guerrier, est généralement effectuée debout. Seated Warrior I, par exemple, peut être exécuté en gardant l'autre main sur votre hanche tout en étant assis droit sur votre chaise et en levant un bras au-dessus de votre tête.

2. Utilisation d'accessoires : Votre pratique du yoga sur chaise peut être considérablement améliorée par l'utilisation d'accessoires. Pour soutenir votre corps dans différentes poses, utilisez des sangles, des oreillers ou des blocs de yoga. Par exemple, pour aider à approfondir l'étirement sans forcer, placez une sangle sur la plante de vos pieds si vous avez des difficultés à atteindre vos pieds pendant la flexion avant assise.

3. Modification de l'amplitude des mouvements : réduisez la quantité de mouvement que vos membres peuvent effectuer si une position, comme la posture du Pigeon sur chaise, nécessite une large amplitude de mouvement. Pour ressentir un étirement, placez votre pied sur le sol à côté de la jambe adverse et penchez-vous lentement en avant plutôt que de croiser votre cheville sur votre genou.

4. Faites attention à votre respiration : Dans chaque pose de yoga sur chaise, la respiration est cruciale. Concentrez-vous sur votre respiration si vous rencontrez des difficultés avec une certaine tâche. Une respiration profonde et contrôlée peut vous aider à vous détendre et à rétablir une connexion avec votre corps, même si vous ne parvenez pas à effectuer une pose complète.

5. Ralentir : Vous pouvez vous concentrer davantage sur l'alignement et la conscience corporelle lorsque vous bougez plus lentement. Prenez votre temps si une série de positions vous semble écrasante. Assurez-vous d'être en sécurité et à l'aise dans chaque position en retenant chacune d'elles pendant quelques respirations avant de passer à la suivante.

Yoga sur chaise avec restrictions particulières

1. Les personnes souffrant d'arthrite ou d'autres douleurs articulaires peuvent bénéficier du yoga sur chaise en devenant plus flexibles et moins rigides. Concentrez-vous sur des mouvements doux qui augmentent le flux sanguin sans causer de douleur. Choisissez des étirements assis qui se concentrent sur des zones particulières, telles que les

poignets et les chevilles, plutôt que des poses qui nécessitent une flexion ou une torsion excessive.

2. Tenez compte des positions assises si votre amplitude de mouvement est limitée. Concentrez-vous sur des étirements simples et des exercices de renforcement comme des ponts fessiers sur chaise et des levées de jambes assises pour développer votre force sans rester debout. Pour garantir une pratique complète, intégrez des exercices qui ciblent le haut du corps et le tronc.

3. Parlez avec votre médecin ou votre physiothérapeute avant de commencer tout programme d'exercice après la chirurgie. Commencez par des postures de yoga sur chaise faciles qui renforcent la force et la flexibilité sans causer de tension sur la zone chirurgicale si vous avez reçu le feu vert pour faire de l'exercice. Les étirements chat-vache assis et les étirements des ischio-jambiers assis sont deux exercices qui peuvent aider à réduire les tensions et à préserver la mobilité.

4. Des fluctuations énergétiques peuvent survenir chez les personnes souffrant de maladies de longue durée comme la fibromyalgie ou le syndrome de fatigue chronique. Adaptez votre routine de yoga sur chaise à votre niveau d'énergie en incorporant des étirements plus revigorants lorsque vous

vous sentez prêt et des poses plus apaisantes les jours où vous vous sentez déprimé. Prévoyez de la flexibilité dans votre routine et faites attention à votre corps.

5. Il est important de donner la priorité à la stabilité lors de la pratique pour les personnes qui ont des problèmes d'équilibre. Concentrez-vous sur les positions assises comme Chair Warrior I et II qui renforcent la force du tronc et des jambes. Lorsque vous effectuez des actions assises qui nécessitent une stabilité supplémentaire ou un changement de position, pensez à vous appuyer contre un mur ou un autre objet solide pour vous soutenir.

La pratique de la conscience et de l'écoute de votre corps est l'un des éléments les plus cruciaux de la personnalisation du yoga sur chaise pour répondre à vos besoins. Soyez conscient de ce que vous ressentez dans chaque position et n'ayez pas peur de modifier ou d'omettre des mouvements gênants. Le yoga consiste à trouver ce qui vous convient, pas à être parfaitement aligné ou à avoir une certaine apparence.

Votre expérience est grandement influencée par le contexte dans lequel vous exercez. Instaurer une ambiance conviviale et sécurisée. Pour offrir une amplitude de mouvement complète, assurez-vous que votre chaise est solide et sans accoudoirs. Utilisez une surface antiadhésive ou un tapis de yoga pour éviter tout glissement. Pour vous aider à vous concentrer sur votre respiration et vos mouvements, gardez votre environnement exempt de distractions.

Pour bénéficier pleinement du yoga sur chaise, il est essentiel de modifier la pratique en fonction des besoins et des limites de chacun. Le yoga sur chaise peut être pratiqué en toute sécurité et avec succès à condition que vous soyez conscient de vos défis uniques, que vous modifiiez vos postures et que vous créiez un environnement favorable. La force, la flexibilité et la pleine conscience peuvent être développées à votre rythme, car le but du yoga est le développement plutôt que la perfection. Le yoga sur chaise peut être un outil utile pour améliorer votre santé globale et votre qualité de vie grâce à une pratique constante.

Se préparer aux pratiques de yoga sur chaise

L'échauffement est un élément crucial de tout programme d'exercice, et le yoga sur chaise n'est pas différent. Le yoga sur chaise est un moyen sûr et efficace d'augmenter la flexibilité, la force et le bien-être général de nombreuses personnes, en particulier les personnes âgées et les personnes à mobilité réduite. Cependant, faire du yoga sur chaise sans préparation suffisante peut entraîner des douleurs, des tensions ou des blessures, comme toute autre activité physique. C'est pourquoi un échauffement soigneusement pensé est essentiel.

L'échauffement répond à plusieurs objectifs essentiels :

1. Augmente le flux sanguin : un échauffement augmente progressivement la circulation sanguine et la fréquence cardiaque, ce qui permet à l'oxygène et aux nutriments d'atteindre vos muscles. Ce processus améliore les performances globales et prépare votre corps à l'activité physique.

2. Améliore la flexibilité : l'échauffement provoque la relaxation de vos muscles et de vos articulations, ce qui élargit votre amplitude de mouvement et votre flexibilité. Étant donné que de nombreuses poses de yoga sur chaise

nécessitent la capacité de s'étirer et de se pencher doucement, cela est très crucial.

3. Réduit le risque de blessure : en préparant votre corps à l'exercice, un échauffement vous aide à éviter les entorses et les foulures. Les personnes souffrant de maladies préexistantes et les personnes âgées doivent y prêter une attention particulière.

4. Améliore la concentration mentale : vous pouvez vous préparer psychologiquement pour votre pratique en vous échauffant. Il vous permet de passer de vos activités quotidiennes à un état plus concentré, renforçant ainsi la connexion corps-esprit, un aspect crucial du yoga.

5. Établit le ton de la pratique : un échauffement peut favoriser un environnement calme qui favorise la pleine conscience et la relaxation. Dans le yoga sur chaise, où l'accent est mis sur la conscience de soi et les mouvements doux, cela est très utile.

Voici quelques excellentes routines d'échauffement destinées spécialement aux pratiquants de yoga sur chaise :

1. Mouvements assis doux :

❖ Rouleaux de cou : Commencez par vous asseoir bien droit sur votre chaise. Abaissez doucement votre menton vers votre poitrine tout en bougeant votre tête dans un mouvement circulaire. Répétez pendant environ 30 secondes dans un sens avant de passer à l'autre.

❖ Haussements d'épaules : levez vos épaules jusqu'à vos oreilles, maintenez-les pendant un moment, puis abaissez-les. Répétez 5 à 10 fois pour soulager la tension des épaules.

2. Étirements des bras et des poignets :

❖ Cercles de bras : étendez vos bras sur les côtés en faisant de petits cercles. Augmentez progressivement la taille des cercles pendant environ 30 secondes avant de changer de direction.

❖ Roulements de poignet : étendez vos bras devant vous, paumes vers le bas. Faites tourner vos poignets en cercles pendant environ 30 secondes avant de changer de direction.

3. Échauffement de la colonne vertébrale :

❖ Étirement chat-vache assis : Asseyez-vous droit, les mains sur les genoux. Pendant que vous inspirez, cambrez le dos et levez les yeux (pose de la vache). Pendant que vous expirez, courbez votre colonne vertébrale et rentrez votre menton (position de chat). Répétez ce processus pendant 5 à 10 respirations.

❖ Torso Twist : Asseyez-vous droit avec votre main droite sur le dossier de la chaise. Inspirez et étirez votre colonne vertébrale, puis expirez et tournez-vous lentement vers la droite, en utilisant votre main gauche comme support. Attendez quelques respirations, puis changez de côté.

4. Mouvement des jambes et des chevilles :

❖ Extensions de jambes assises : En position assise, redressez une jambe tout en gardant l'autre pied à plat sur le sol. Tenez quelques respirations, puis changez de jambe. Cela réchauffe les quadriceps et favorise la circulation sanguine vers les jambes.

❖ Rotations de la cheville : En position assise, soulevez un pied du sol et faites tourner votre cheville en cercles pendant environ 30 secondes. Changez de direction et répétez avec l'autre pied.

5. Conscience de la respiration :

Avant de passer à des poses plus actives, prenez un moment pour vous concentrer sur votre respiration. Si vous vous sentez à l'aise, fermez les yeux et respirez profondément par le ventre. Inspirez par le nez en laissant votre abdomen se soulever et expirez par la bouche. Cette stratégie vous aidera à vous détendre et à vous concentrer.

L'échauffement avant le yoga sur chaise est une pratique essentielle pour améliorer la préparation physique et mentale. Un échauffement approprié peut vous aider à réussir le yoga sur chaise en augmentant progressivement votre fréquence cardiaque, en améliorant votre flexibilité et en minimisant votre risque de blessure.

Pour maximiser les bienfaits de votre pratique, intégrez des mouvements doux, des étirements et une conscience de la respiration à votre programme d'échauffement. N'oubliez pas que le yoga sur chaise consiste à trouver l'aisance et la connexion à l'intérieur de votre propre corps, et qu'un échauffement approprié vous aidera à y parvenir. En pratiquant ces mouvements d'échauffement, vous serez mieux équipé pour profiter pleinement des bienfaits du yoga sur chaise, ouvrant ainsi la voie à un mode de vie plus sain et plus actif.

CHAPITRE 3 : MÉTHODES DE RESPIRATION POUR FAVORISER LA RELAXATION ET LA PERTE DE POIDS

Comprendre le pranayama

La vie est un souffle. C'est essentiel à notre santé et à notre forme physique et c'est au cœur de qui nous sommes. Même si nous la tenons généralement pour acquise, la respiration est étroitement liée à notre bien-être mental, émotionnel et physique. La méthode de yoga connue sous le nom de pranayama, qui se traduit par **"contrôle de la force vitale"** en sanskrit, est utilisé pour étudier attentivement cette connexion.

Selon des textes anciens comme les Yoga Sutras de Patanjali, le pranayama est l'une des huit branches du yoga. Il couvre une gamme de méthodes respiratoires pour gérer et utiliser la respiration. En plus de l'inspiration et de l'expiration, le pranayama met l'accent sur le kumbhaka ou les intervalles entre les respirations. Cette approche globale met l'accent sur la respiration comme moyen de stimuler la vitalité et de favoriser l'équilibre mental et physique.

Les effets physiologiques du pranayama sont bien connus. En activant le système nerveux parasympathique, le pranayama apaise les tensions et favorise la relaxation. Un ajustement soigneux des habitudes respiratoires peut avoir un impact sur la tension artérielle, la fréquence cardiaque et la fonction métabolique globale.

Il a été démontré que certaines techniques de pranayama améliorent l'oxygénation du sang, la capacité pulmonaire et les performances du système respiratoire. De plus, des recherches indiquent que le pranayama peut réduire les niveaux de cortisol, l'hormone du stress, qui favorise la clarté mentale et la sérénité.

Les avantages du pranayama

1. Les techniques de pranayama favorisent le calme et aident à réduire la tension et l'anxiété. Les gens peuvent mieux gérer le stress en respirant lentement et délibérément, ce qui déclenche la réaction de relaxation du corps.

2. En calmant l'esprit et en réduisant les distractions, le pranayama améliore la concentration. Les professionnels et les étudiants peuvent bénéficier de cette clarté car elle peut entraîner une amélioration des performances mentales, de l'attention et de la concentration.

3. Vous pourrez peut-être mieux contrôler vos émotions en pratiquant le contrôle de votre respiration. En augmentant la conscience de soi, le pranayama pourrait aider les gens à mieux reconnaître et contrôler leurs réactions émotionnelles.

4. Une pratique cohérente du pranayama peut entraîner plusieurs avantages pour la santé, tels qu'une amélioration des performances du système immunitaire, de la santé cardiovasculaire et de la digestion. Il encourage le corps à produire plus d'oxygène, nécessaire au fonctionnement cellulaire et au bien-être général.

5. En améliorant le passage du prana et de l'oxygène, le pranayama revitalise l'organisme. Cet élan de vitalité peut aider à combattre la fatigue et à améliorer la vitalité générale.

6. Une variété de techniques de pranayama favorisent le calme et peuvent contribuer à un sommeil plus profond et plus réparateur. Une méthode particulièrement utile pour calmer l'esprit avant de se coucher est le Nadi Shodhana ou la respiration alternée par les narines.

Méthodes de pranayama

1. La respiration diaphragmatique, également appelée respiration abdominale, consiste à prendre une profonde respiration par le nez et à laisser le diaphragme se dilater complètement. Cette méthode augmente la capacité pulmonaire tout en favorisant la relaxation.

2. La « respiration victorieuse », ou respiration ujjayi, est une technique qui consiste à inspirer et à expirer par le nez tout en resserrant progressivement la gorge pour créer un son agréable. Cette technique est couramment utilisée pour augmenter la concentration et produire de la chaleur interne pendant la pratique du yoga.

3. La respiration alternée par les narines, ou Nadi Shodhana, est une pratique qui consiste à fermer une narine et à inspirer par l'autre avant de changer de côté. En équilibrant les hémisphères gauche et droit du cerveau, Nadi Shodhana favorise le calme et la clarté mentale.

4. La respiration qui fait briller le crâne, ou kapalabhati, se caractérise par des expirations rapides et puissantes suivies d'inhalations douces. Cette méthode énergisante permet de vider l'esprit et de renforcer le système respiratoire.

5. La technique Box Breathing (4-4-4) consiste à prendre une respiration en quatre temps, à la retenir pendant quatre temps, à la relâcher pendant quatre temps, puis à la retenir pendant quatre autres temps. Cette méthode fonctionne particulièrement bien pour réduire l'anxiété et améliorer la concentration.

6. La méthode Bhramari (Bee Breath) consiste à prendre une profonde inspiration puis à fredonner en expirant. Bhramari est excellent pour calmer l'esprit et réduire la tension et la rage.

Il peut être facile et utile d'intégrer le pranayama à votre routine quotidienne. *Les conseils suivants vous aideront à démarrer :*

1. Chaque jour, consacrez une courte période de temps à la pratique du pranayama. Cela peut être fait le soir pour vous détendre ou le matin pour commencer votre journée.

2. Recherchez un endroit calme où vous pourrez vous asseoir confortablement et sans entrave. Créer une atmosphère qui encourage le repos et la concentration est une façon d'y parvenir.

3. Lorsqu'il est utilisé avec la méditation, le pranayama peut améliorer la qualité de votre méditation. Pratiquer d'abord le contrôle de la respiration peut aider à calmer l'esprit et faciliter l'entrée dans un état méditatif.

4. Considérez comment diverses stratégies affectent vos émotions. Découvrez ce qui vous convient le mieux car chacun réagit différemment au pranayama.

5. Dans n'importe quelle discipline, la cohérence est cruciale. Plus d'avantages et un lien plus fort avec votre respiration viendront d'une pratique constante du pranayama.

Le pranayama est une méthode puissante qui unit l'esprit, le corps et l'âme. Nous pouvons améliorer notre clarté mentale, notre stabilité émotionnelle et notre santé physique en comprenant et en contrôlant le pouvoir de la respiration. Votre santé générale peut être améliorée en incluant le pranayama dans votre routine quotidienne, quel que soit votre niveau d'expérience en yoga. N'oubliez pas que la respiration est toujours présente, un rappel continu de la vigueur et de l'essence de la vie, tandis que vous étudiez les différentes approches et leurs avantages. Acceptez-le et laissez-le vous orienter vers l'harmonie et le bien-être.

Les effets de la respiration sur la réduction du stress, le métabolisme et la perte de poids

Même si nous la tenons généralement pour acquise, la respiration est un processus involontaire essentiel à la santé globale, notamment en ce qui concerne le métabolisme, la gestion du stress et la perte de poids. La santé physique et émotionnelle des gens peut être améliorée en connaissant le fonctionnement de leur respiration.

L'échange de dioxyde de carbone et d'oxygène entre l'organisme et son environnement se produit lors de la respiration. Le métabolisme cellulaire, qui transforme les aliments en énergie, dépend de l'oxygène. L'oxygène pénètre dans les poumons lors de l'inhalation et se lie à l'hémoglobine des globules rouges. Les différents tissus et organes reçoivent ensuite ce sang riche en oxygène pour soutenir les fonctions métaboliques. À l'inverse, lorsque vous expirez, le corps libère du dioxyde de carbone, qui est un sous-produit du métabolisme.

Le système nerveux autonome, qui régit les processus biologiques sans conscience, contrôle à la fois les systèmes cardiovasculaire et respiratoire. Le système neuronal parasympathique, qui favorise les activités de repos et de digestion, et le système nerveux sympathique, qui régule la réponse « combat ou fuite », sont les deux branches de ce système. En pratiquant des techniques de respiration consciente, les gens peuvent affecter ces systèmes, ainsi que leur métabolisme et leur niveau de stress.

Inhalation et production d'énergie

Tous les processus biochimiques qui ont lieu dans le corps, tels que la décomposition des déchets, la production de molécules et la transformation des aliments en énergie, sont appelés métabolisme. De nombreuses voies métaboliques sont impactées par la respiration :

1. Disponibilité de l'oxygène : Pour une production d'énergie optimale, un apport sain en oxygène est nécessaire. Notre métabolisme fonctionne mieux lorsque nos cellules utilisent l'oxygène plus efficacement. Des études suggèrent que de faibles niveaux d'oxygène peuvent entraîner une diminution des taux métaboliques, ce qui rendrait la perte de poids plus difficile.

2. La dépense calorique peut être augmentée par certaines techniques de respiration. Par exemple, des exercices de respiration diaphragmatique profonde aident à stimuler le métabolisme et la capacité pulmonaire. Ces techniques sont

utilisées en yoga et en Pilates, qui permettent aux pratiquants de se détendre et de brûler plus de calories.

3. Régulation hormonale : l'insuline et le cortisol, deux hormones qui contrôlent le métabolisme, sont libérés en réponse à la respiration. L'insuline encourage les cellules à absorber le glucose, mais lorsque le cortisol, l'hormone du stress, augmente avec le temps, cela peut entraîner un stockage des graisses. En gérant leur respiration et leur niveau de stress, les gens peuvent mieux contrôler ces hormones, ce qui favorise un métabolisme plus sain.

Respirer et perdre du poids

L'essoufflement et la perte de poids ont une relation complexe. Il existe plusieurs façons dont la pratique de la respiration consciente peut aider à perdre du poids.

1. Habitudes alimentaires et pleine conscience : Le yoga et la méditation impliquent tous deux des techniques de respiration consciente qui peuvent accroître la conscience d'une personne de son corps et des signaux de faim. Des exercices de respiration profonds et conscients avant et pendant les repas peuvent aider les gens à devenir plus conscients de leurs habitudes alimentaires, ce qui peut réduire les tendances émotionnelles et à trop manger.

2. Réduction du stress : Le stress joue un rôle important dans les difficultés de prise de poids et de perte de poids. Le corps produit du cortisol en réponse au stress, ce qui peut augmenter les envies d'aliments malsains. Le système nerveux parasympathique, qui favorise la relaxation et réduit les niveaux de cortisol, est activé par des exercices de respiration profonde. La réduction du stress pourrait entraîner une perte de poids et de meilleures habitudes alimentaires.

3. Performance physique améliorée : en améliorant l'endurance et les performances physiques, des techniques de respiration appropriées permettent aux gens de participer à des activités plus exigeantes. En augmentant la dépense calorique et en favorisant la croissance musculaire, ce qui améliore le métabolisme, une activité physique accrue peut contribuer à la perte de poids.

Techniques de respiration pour réduire le stress

La respiration a un effet important sur la réduction des tensions. Un stress prolongé peut avoir des effets négatifs sur le bien-être physique et émotionnel, conduisant à la dépression, aux maladies cardiaques et à l'obésité.

Les exercices de respiration profonde activent le système nerveux parasympathique en stimulant le nerf vague. En réduisant la tension artérielle et la fréquence cardiaque, cette réaction atténue les effets physiologiques du stress et favorise le calme.

En se concentrant sur le présent, les techniques de respiration consciente aident les gens à se détacher des facteurs de stress et à cultiver un sentiment de sérénité. L'anxiété et les pensées désagréables liées au stress peuvent être réduites en se concentrant sur la respiration.

Parce que les exercices de respiration vous permettent de traiter et de libérer les émotions refoulées, ils peuvent vous aider à gérer vos émotions. Les personnes qui respirent profondément et intentionnellement sont mieux à même de contrôler leurs réponses aux stimuli et de développer des mécanismes d'adaptation plus efficaces.

La respiration est une méthode efficace pour réduire le stress, augmenter le métabolisme et perdre du poids. Les gens peuvent intégrer des techniques de respiration utiles dans leur routine quotidienne et favoriser un mode de vie plus sain en étant conscients des conséquences physiologiques et psychologiques de la respiration. Un contrôle efficace du poids et un bien-être général peuvent résulter de l'apprentissage du pouvoir de la respiration, que ce soit par le yoga, la méditation ou des techniques de respiration consciente.

Respiration diaphragmatique (ventre profond)

La respiration abdominale profonde, parfois appelée respiration diaphragmatique, est une méthode de respiration qui utilise le diaphragme pour l'aspiration et l'expiration au lieu de la poitrine. En plus de favoriser la relaxation, cette technique de respiration améliore la fonction respiratoire globale et la capacité pulmonaire. La pratique de la respiration diaphragmatique présente d'importants avantages pour la santé physique et mentale dans l'environnement actuel, où la respiration superficielle est devenue la norme.

A la base de la cavité thoracique, le diaphragme est un muscle en forme de dôme qui divise les cavités abdominale et thoracique. C'est nécessaire à la respiration. Le diaphragme se contracte et glisse vers le bas lors de l'inspiration, permettant aux poumons de se dilater complètement. Par conséquent, la partie inférieure des poumons se remplit d'air, ce qui provoque la contraction des muscles de l'abdomen et facilite l'échange d'oxygène. Le diaphragme se détend et chasse l'air de nos poumons lorsque nous expirons.

L'importance de la respiration abdominale profonde

1. En stimulant le système nerveux parasympathique, la respiration abdominale profonde réduit le stress et favorise

la relaxation. Parce qu'il ralentit le rythme cardiaque et réduit le cortisol, l'hormone du stress, cela est particulièrement utile pour gérer le stress et l'anxiété. Notre corps passe de la réaction de combat ou de fuite à un état de relaxation lorsque nous respirons profondément.

2. Une respiration diaphragmatique constante augmente la capacité pulmonaire en renforçant le diaphragme. En se concentrant sur le haut de la poitrine, la respiration superficielle réduit la quantité d'air efficacement inhalée et dépensée. À l'inverse, la respiration profonde remplit davantage les poumons, améliorant ainsi l'échange d'oxygène et garantissant que notre corps reçoive l'oxygène dont il a besoin pour fonctionner.

3. En activant le diaphragme et les muscles abdominaux, la respiration abdominale profonde améliore la posture. Nous adoptons souvent une posture affaissée lorsque nous respirons peu profondément, ce qui, avec le temps, peut exacerber les problèmes musculo-squelettiques. En encourageant une posture droite, la respiration abdominale profonde aide à soulager les tensions dans les muscles du cou et du dos et à corriger la colonne vertébrale.

4. Respirer par le diaphragme peut contribuer à une meilleure digestion. En stimulant les organes abdominaux, le

mouvement du diaphragme améliore la digestion et réduit l'inconfort et les ballonnements. Étant donné que la respiration profonde peut aider à calmer le système nerveux et favoriser des processus digestifs plus efficaces, cela est particulièrement important pour ceux qui souffrent de problèmes digestifs provoqués par le stress.

5. En nous concentrant sur notre respiration, la respiration abdominale profonde nous aide à devenir plus conscients. Cela peut être une tactique utile pour rester enracinés dans l'ici et maintenant. Les techniques de respiration ciblées peuvent aider à vider l'esprit, à éliminer les distractions et à accroître la concentration, ce qui permet d'aborder plus facilement les tâches quotidiennes avec clarté.

Comment respirer profondément par le ventre

Que vous soyez allongé, que vous fassiez du yoga sur chaise ou que vous soyez assis devant votre ordinateur, la respiration abdominale profonde est simple à inclure dans votre routine quotidienne. *Voici un tutoriel détaillé pour apprendre à maîtriser cette méthode :*

1. Pour commencer, installez-vous dans un fauteuil douillet ou allongez-vous sur le dos. Si vous êtes assis, gardez le dos droit et les pieds plats sur le sol. Pour soutenir le bas de

votre dos lorsque vous dormez sur le côté, placez un coussin ou un oreiller sous vos genoux.

2. Deux mains doivent être placées respectivement sur votre poitrine et votre abdomen. Cela vous permettra de sentir comment votre diaphragme bouge pendant que vous respirez.

3. Inspirez lentement par le nez, permettant à l'air de pénétrer dans votre abdomen plutôt que dans votre poitrine. Imaginez l'expansion de votre abdomen, semblable à un ballon, lorsqu'il se remplit d'air. Pendant environ quatre temps, essayez de prendre une respiration profonde et régulière.

4. Après avoir inspiré, retenez-la pendant environ deux temps. Cette période encourage la relaxation et augmente les niveaux d'oxygène.

5. Expirez doucement par vos lèvres, en laissant votre ventre retomber pendant que vous le faites. Concentrez-vous sur le fait de laisser vos poumons se vider. Visez six comptes pour cette expiration, qui devrait être un peu plus longue que l'admission.

6. Pendant quelques minutes, continuez ainsi. Commencez par cinq à dix cycles et, à mesure que vous vous familiarisez avec la méthode, prolongez progressivement la durée.

7. Essayez de pratiquer la respiration abdominale profonde plusieurs fois par jour. Vous pouvez l'intégrer à votre emploi du temps quotidien, à vos pauses de travail ou à votre routine de détente au coucher.

La respiration diaphragmatique, autre nom pour la respiration abdominale profonde, est une technique utile pour améliorer la santé globale. En se concentrant sur le diaphragme, cette technique améliore la capacité pulmonaire, facilite la relaxation, améliore la posture et favorise la santé digestive. La respiration abdominale profonde peut vous aider à retrouver le contrôle émotionnel et physique, à réduire les niveaux de stress et à accroître votre conscience lorsqu'elle est incluse dans votre routine quotidienne. Vous pouvez bénéficier de cette stratégie simple mais significative avec patience et efforts, et ouvrir la voie à une vie meilleure et plus équilibrée.

Respiration en boîte (technique de respiration 4-4-4)

La méthode de respiration 4-4-4, également appelée respiration en boîte, est un exercice de pleine conscience simple mais efficace qui favorise la relaxation et réduit le stress. Cette méthode crée un motif rythmique qui ressemble aux quatre côtés d'une boîte en respirant, en retenant sa respiration et en expirant en nombres égaux. Les athlètes, les membres des forces armées et d'autres personnes cherchant à améliorer leur bien-être mental et émotionnel font partie des professionnels qui recourent à la respiration en boîte.

Quatre parties égales, chacune durant quatre chefs d'accusation, constituent la respiration en boîte. Cette approche méthodique contribue au contrôle respiratoire, à la réduction de la fréquence cardiaque et à la création d'une humeur tranquille. La méthode est une technique flexible de gestion du stress et de l'anxiété puisqu'elle peut être appliquée n'importe où et à tout moment.

Les avantages de la respiration en boîte

1. Le système nerveux parasympathique, déclenché par la respiration en boîte, régule la réponse du corps au stress. En ralentissant leur respiration et en se concentrant sur un

rythme régulier, les gens peuvent réduire leur stress et leur anxiété.

2. La régularité de la respiration en boîte aide à détendre l'esprit, ce qui facilite la concentration sur la tâche. Lorsque la clarté mentale est nécessaire sous la contrainte, cela peut être extrêmement utile.

3. Les personnes qui pratiquent la respiration en boîte sont mieux à même de gérer leurs émotions. En permettant une pause entre les respirations, les gens peuvent réagir aux situations de manière plus réfléchie plutôt que précipitamment.

4. En pratiquant la respiration en boîte avant de vous coucher, vous pouvez aider votre corps à vous dire quand il est temps de vous détendre. Cette technique peut améliorer la qualité du sommeil et la relaxation, ce qui permet d'atteindre plus facilement un état de calme.

5. En se concentrant sur la respiration, la respiration en boîte encourage la présence et la conscience. En se concentrant sur l'ici et maintenant, les gens peuvent devenir plus conscients de leurs pensées et de leurs émotions et se sentir plus connectés à leur environnement et à eux-mêmes.

Comment utiliser la méthode de respiration connue sous le nom de 4-4-4

La technique de respiration 4-4-4 est facile à pratiquer et peut être pratiquée n'importe où, y compris à la maison, au travail ou même pendant une pause quotidienne mouvementée. Pour vous aider à démarrer, voici un tutoriel détaillé :

1. Installez-vous confortablement, le dos droit, sur une chaise ou sur le sol. Si vous êtes plus à l'aise de vous allonger, vous pouvez également le faire. Assurez-vous que vos mains sont sur vos genoux ou vos cuisses.

2. Fermer les yeux peut vous aider à vous concentrer sur votre respiration et à bloquer les distractions. Gardez les yeux légèrement ouverts et concentrez-vous sur un objet immobile devant vous, si vous le souhaitez.

3. Pour commencer, inspirez profondément par le nez pendant quatre temps. Pendant que vous inspirez, concentrez-vous sur le remplissage de vos poumons et laissez votre ventre grossir.

4. Retenez votre souffle pendant quatre chefs d'accusation supplémentaires après avoir fini de respirer. Donnez à votre

corps le temps de se détendre et de se concentrer sur les sentiments qu'il peut ressentir.

5. Respirez tranquillement en quatre temps par la bouche. Libérez toute tension ou stress en expirant profondément.

6. Retenez votre souffle pendant quatre chefs d'accusation supplémentaires une fois que vous l'avez relâché. Profitez au maximum de ce temps en étant conscient de vos sentiments et du moment présent.

7. Pendant quelques minutes, continuez à utiliser cette méthode. Essayez de terminer au moins cinq cycles, en prolongeant progressivement la durée à mesure que vous vous familiarisez avec la méthode.

La méthode de respiration 4-4-4, parfois appelée respiration en boîte, est une stratégie efficace de réduction du stress qui améliore la concentration et favorise la santé mentale. Son approche méthodique du contrôle de la respiration aide les gens à devenir plus calmes et plus présents, ce qui en fait un exercice utile pour quiconque essaie de devenir plus résilient émotionnellement et mentalement plus clair. Vous pouvez vivre une existence meilleure et plus équilibrée et bénéficier d'avantages majeurs en intégrant la respiration en boîte à votre routine quotidienne. Quel que soit votre niveau d'expérience, la respiration en boîte est une méthode simple et efficace pour améliorer votre santé globale.

Inhaler par différentes narines (Nadi Shodhana)

Une méthode yogique classique appelée respiration narine alternative, ou Nadi Shodhana en sanskrit, équilibre les voies énergétiques du corps et encourage la relaxation et la clarté mentale. Pour équilibrer les hémisphères gauche et droit du cerveau, cette technique de respiration alterne le passage du souffle entre les narines gauche et droite. Issu de l'ancienne philosophie indienne, le Nadi Shodhana est une méthode de yoga et de méditation très appréciée pour améliorer le bien-être mental et physique.

Selon la théorie derrière Nadi Shodhana, notre corps possède des canaux énergétiques appelés « nadis ». L'Ida, le Pingala et le Sushumna sont trois des centaines de nadis du corps qui sont particulièrement importants. L'énergie apaisante et rafraîchissante (yin) de la lune est associée au nadi Ida, qui coule sur le côté gauche du corps, tandis que l'énergie dynamique et chauffante (yang) du soleil est associée au nadi Pingala, qui coule sur le côté droit. La voie de l'énergie spirituelle (kundalini) est représentée par le Sushumna nadi, positionné au centre.

En équilibrant les énergies des nadis Ida et Pingala, la respiration alternée par les narines aide à maintenir l'équilibre mental et physique. Cette méthode réduit le stress, améliore la concentration et favorise la stabilité émotionnelle.

Avantages de l'inhalation par des narines alternatives

1. En calmant le système nerveux, Nadi Shodhana diminue la tension et l'anxiété. En se concentrant sur la respiration et en créant un schéma rythmique, cet exercice favorise le calme et la relaxation.

2. La respiration alternée par les narines améliore la clarté mentale et la fonction cognitive en équilibrant les hémisphères gauche et droit du cerveau. Pour ceux qui ont du mal à se concentrer ou qui ont du brouillard cérébral, cela fait des merveilles.

3. En équilibrant les énergies du corps, l'exercice favorise la stabilité émotionnelle. Les gens peuvent réagir aux stimuli de manière plus calme et ainsi avoir un meilleur contrôle émotionnel.

4. La respiration profonde et consciente est encouragée par Nadi Shodhana, ce qui peut améliorer la fonction respiratoire et la capacité pulmonaire. Cette technique favorise un échange plus efficace de dioxyde de carbone et d'oxygène, ce qui améliore la santé globale.

5. Une technique utile pour préparer l'esprit à la méditation est la respiration alternée par les narines. Il facilite l'entrée dans un état méditatif en améliorant la présence et la concentration.

Méthodes de pratique de la respiration narine alternée

La pratique simple du Nadi Shodhana peut être pratiquée n'importe où, y compris sur le sol, sur une chaise ou même en position allongée. Pour vous aider à démarrer, voici un tutoriel détaillé :

1. Placez vos pieds à plat sur le sol et asseyez-vous confortablement les jambes croisées sur le sol ou sur une chaise. Gardez le dos droit et les épaules détendues.

2. Prenez quelques respirations profondes et fermez doucement les yeux pour vous aider à vous recentrer. Respirez facilement en portant votre attention sur l'ici et maintenant.

3. Pour cet exercice, utilisez votre main droite. Vous avez deux options : alterner les narines avec votre pouce et votre annulaire ou étendre votre index et votre majeur et les positionner entre vos sourcils.

1. Pour fermer la narine droite, utilisez le pouce.

2. La narine gauche est bouchée avec l'annulaire.

4. Commencez par respirer profondément par la narine gauche et utilisez votre pouce pour boucher votre narine droite. Concentrez-vous sur le fait de remplir vos poumons.

5. Après avoir inspiré, fermez votre narine gauche avec votre annulaire et ouvrez votre droite. Si vous vous sentez à l'aise, retenez votre souffle pendant un petit moment.

6. Expirez lentement et complètement par la narine droite. Essayez de libérer toute tension ou stress pendant que vous expirez.

7. Ensuite, fermez votre narine gauche avec votre annulaire et inspirez profondément par votre droite.

8. Après avoir inspiré, fermez votre narine droite avec votre pouce et ouvrez votre gauche. Retenez votre souffle pendant un moment si vous vous sentez à l'aise.

9. Inspirez profondément et tranquillement par la narine gauche. Un cycle est donc terminé.

10. Pendant cinq à dix minutes, répétez ce cycle tout en maintenant une respiration régulière et paisible. Respirez uniformément et doucement pour que votre corps puisse s'adapter au rythme.

Nadi Shodhana, ou respiration alternée par les narines, est une technique très puissante pour favoriser la clarté mentale, l'équilibre et la relaxation. Cette méthode équilibre les voies énergétiques du corps, ce qui réduit le stress, augmente la concentration et favorise la stabilité émotionnelle. Le Nadi Shodhana présente de nombreux avantages, que vous cherchiez à améliorer vos compétences en méditation ou simplement à trouver un passe-temps apaisant à intégrer à votre emploi du temps quotidien. La porte vers une existence plus heureuse et plus équilibrée peut être ouverte en utilisant le pouvoir de votre respiration pour favoriser un plus grand bien-être et une plus grande connexion avec vous-même grâce à une pratique constante.

Les bienfaits physiques et mentaux du yoga sur chaise sont accrus lorsque des techniques de respiration sont utilisées, conduisant à une approche plus globale du bien-être. Les praticiens peuvent renforcer leur lien avec leur corps, réduire leur niveau de stress et favoriser la relaxation en se concentrant sur leur respiration. Dites-leur que la respiration est un chemin vers la paix intérieure et la pleine conscience ainsi qu'un moyen de mouvement pendant qu'ils pratiquent le yoga sur chaise. Le yoga sur chaise peut devenir une activité qui change la vie et améliore leur qualité de vie générale si cette prise de conscience est développée.

CHAPITRE 4 : ENTRAÎNEMENTS DE YOGA SUR CHAISE POUR PERDRE DU POIDS

---

1. Tadasana (pose de montagne assise)

Instructions:

1. Asseyez-vous droit, les pieds à plat sur le sol et la colonne vertébrale droite.
2. Placez vos mains sur vos cuisses ou sur vos genoux.
3. Inspirez profondément, en élevant votre poitrine et en étendant votre colonne vertébrale.
4. Levez les bras, les paumes face à face ou jointes au-dessus de votre tête.
5. Tenez pendant 30 à 60 secondes, en respirant profondément, puis en expirant pour détendre vos bras.

Avantages:

❖ Améliore la posture et l'alignement de la colonne vertébrale.

❖ Détend l'esprit et augmente l'attention.

2. Chaise Chat-Vache Stretch

Instructions:

1. Asseyez-vous sur une chaise, les pieds à plat sur le sol, les mains sur les genoux.
2. Pendant que vous inspirez, cambrez votre dos et soulevez votre poitrine jusqu'au plafond (pose de la vache).
3. Pendant que vous expirez, courbez votre colonne vertébrale et rentrez votre menton contre votre poitrine (Cat Pose).
4. Répétez les mouvements pendant quelques respirations.

Avantages:

❖ Améliore la flexibilité et la mobilité de la colonne vertébrale.

❖ Réduit le stress dans le dos et le cou.

3. Courbure avant assise (Paschimottanasana).

Instructions:

1. Asseyez-vous, les pieds à plat sur le sol et les genoux légèrement fléchis.
2. Inspirez pour allonger votre colonne vertébrale ; expirez pour vous pencher en avant à partir de vos hanches.

3. Étirez votre dos et vos ischio-jambiers en abaissant vos mains ou vos pieds au sol.
4. Retenez quelques respirations avant de revenir en position verticale.

Avantages:

❖ Étire les ischio-jambiers et le bas du dos.

❖ Aide à réduire les tensions et à détendre l'esprit.

4. Chaise en pose d'angle latéral étendu

Instructions:

1. Asseyez-vous droit, les pieds plantés.
2. Inspirez et levez votre bras droit au-dessus de votre tête.
3. Expirez et penchez-vous vers la gauche, en plaçant votre main gauche sur le siège ou la cuisse pour générer un étirement latéral.
4. Attendez quelques respirations, puis changez de côté.

Avantages:

❖ Étire le côté du corps et améliore l'équilibre.

❖ Augmente la flexibilité de la colonne vertébrale et des hanches.

5. Torsion vertébrale assise (Ardha Matsyendrasana)

Instructions:

1. Asseyez-vous bien droit, les pieds à plat sur le sol.
2. Inspirez et redressez votre colonne vertébrale.
3. À l'expiration, tournez votre torse vers la droite en amenant votre main gauche vers votre genou droit et votre main droite derrière vous sur la chaise.
4. Attendez quelques respirations, puis changez de côté.

Avantages:

❖ Améliore la mobilité de la colonne vertébrale et la digestion.

❖ Réduit les tiraillements dans le bas du dos.

6. Pose du pigeon sur chaise (Figure 4-Stretch)

Instructions:

1. Asseyez-vous avec les pieds à plat sur le sol.
2. Croisez votre cheville droite sur votre genou gauche, formant une forme en quatre.
3. Pour étirer vos hanches, appuyez doucement votre genou droit vers le sol.

4. Attendez quelques respirations, puis changez de côté.

Avantages:

❖ Ouverture et extension de la hanche et du fessier.

❖ Réduit le stress dans le bas du dos et les hanches.

7. La jambe assise se lève

Instructions:

1. Asseyez-vous le dos droit et les pieds à plat sur le sol.
2. Soulevez une jambe droit devant vous et maintenez-la pendant quelques secondes avant de la redescendre.
3. Répétez plusieurs tours en alternant les jambes.

Avantages:

❖ Il renforce les quadriceps et le tronc.

❖ Améliore la mobilité du bas du corps.

8. Chaise Guerrier I

Instructions:

1. Asseyez-vous sur le bord de la chaise, le pied droit en avant et le pied gauche en arrière en position de fente.
2. Levez les bras, les paumes face à face.
3. Attendez quelques respirations, puis changez de côté.

Avantages:

❖ Renforce les jambes et étire les hanches.

❖ Améliore l'équilibre et la stabilité.

9. Chaise Guerrier 2

Instructions:

1. Étendez vos bras parallèlement au sol, un en avant et un en arrière, paumes vers le bas.
2. Tournez la tête pour vérifier votre main avant.
3. Attendez quelques respirations, puis changez de côté.

Avantages:

❖ Il renforce à la fois les jambes et le tronc.

❖ Améliore la concentration et la concentration.

10. Chaise Guerrier III

Instructions:

1. Asseyez-vous avec les pieds plantés.
2. Penchez-vous légèrement en avant, élevez votre jambe gauche derrière vous et étirez vos bras vers l'avant pour garder l'équilibre.
3. Tenez quelques respirations, puis changez de jambe.

Avantages:

❖ Renforce le tronc et les jambes.

❖ Améliore l'équilibre et la coordination.

11. Squat sur chaise assise

Instructions:

1. Asseyez-vous sur le bord d'une chaise solide, les pieds écartés à la largeur des hanches et solidement plantés sur le sol.
2. Engagez votre tronc et tout en gardant votre poitrine droite, poussez vos talons pour soulever votre corps en position debout.

3. Redescendez-vous lentement en touchant très légèrement la chaise avec vos hanches avant de vous relever. Répétez plusieurs fois.

Avantages:

❖ Les quadriceps, les fessiers et les ischio-jambiers sont renforcés, ce qui améliore la force et la mobilité du bas du corps.

❖ Améliore l'équilibre et la stabilité, réduisant le risque de chute.

12. Torsion du ventre assis

Instructions:

1. Asseyez-vous sur la chaise, les pieds à plat sur le sol.
2. Serrez votre tronc et placez vos mains sur vos genoux.
3. Tournez votre torse vers la droite, en plaçant votre paume gauche sur votre genou droit et en retenant quelques respirations.
4. Répétez l'opération pour l'autre côté.

Avantages:

❖ Améliore la flexibilité et la mobilité de la colonne vertébrale.

❖ Renforce les muscles obliques, améliorant ainsi la stabilité du tronc.

13. Salutation au soleil sur chaise

Instructions:

1. Commencez par vous asseoir droit sur une chaise, les pieds à plat sur le sol.
2. Inspirez et levez les bras en l'air pour saluer vers le haut.
3. Expirez et penchez-vous en avant, en ramenant vos mains à vos pieds.
4. Inspirez, revenez en position assise et levez à nouveau les bras.

Avantages:

❖ Augmente la flexibilité, en particulier au niveau de la colonne vertébrale et des ischio-jambiers.
❖ Améliore la circulation et réchauffe le corps.

14. Marche assise

Instructions:

1. Asseyez-vous bien droit sur une chaise, les pieds à plat sur le sol.

2. Soulevez votre genou droit jusqu'à votre poitrine, puis abaissez-le.
3. Continuez sur le côté gauche en alternant les jambes comme si vous marchiez.

Avantages:

❖ Un mouvement doux améliore la santé cardiovasculaire.

❖ Renforce les fléchisseurs de la hanche et améliore la coordination.

15. Étirement des hanches sur chaise

1. Asseyez-vous sur la chaise avec votre cheville droite croisée sur votre genou gauche, produisant une forme en quatre.
2. Penchez-vous légèrement en avant pour allonger l'étirement de votre hanche droite.
3. Faites une pause pendant quelques respirations avant de changer de côté.

Avantages:

❖ Réduit les tensions sur les hanches et le bas du dos.

❖ Améliore la flexibilité des muscles de la hanche.

16. Genouillères assises

Instructions:

1. Asseyez-vous bien sur une chaise, les pieds à plat sur le sol.
2. Engagez votre cœur en ramenant un genou vers votre poitrine.
3. Abaissez une jambe et répétez de l'autre côté, en alternant les jambes.

Avantages:

❖ Il renforce les muscles abdominaux inférieurs.

❖ Améliore la mobilité des hanches et la coordination du bas du corps.

17. Extensions de pieds de chaise

Instructions:

1. Asseyez-vous sur la chaise, le dos droit, les pieds au niveau du sol.
2. Soulevez votre jambe droite devant vous et maintenez-la pendant quelques secondes avant de la redescendre.

3. Répétez avec la jambe gauche.

Avantages:

❖ Renforce les quadriceps et améliore la santé des articulations du genou.

❖ Améliore l'endurance et la stabilité du bas du corps.

18. Étirement des ischio-jambiers assis

Instructions:

1. Asseyez-vous sur le bord d'une chaise, une jambe tendue devant vous et le talon au sol.
2. Penchez-vous en avant à partir des hanches, en gardant le dos droit et en vous concentrant sur vos orteils.
3. Maintenez l'étirement, puis changez de côté.

Avantages:

❖ Étire les ischio-jambiers et le bas du dos.

❖ Réduit les tensions et favorise une bonne posture.

19. Pose du croissant de lune assis

Instructions:

1. Asseyez-vous droit, les pieds au niveau du sol.
2. Inspirez et levez les deux bras en l'air.
3. Expirez et penchez-vous vers la droite en étendant votre bras gauche au-dessus de votre tête.
4. Tenez et répétez de l'autre côté.

Avantages:

❖ Étire les côtés du corps et améliore la flexibilité de la colonne vertébrale.

❖ Améliore la stabilité et l'équilibre du noyau.

20. Pose d'étoile de chaise

Instructions:

1. Asseyez-vous sur la chaise, les pieds écartés.
2. Étendez les deux bras sur les côtés, créant une forme d'étoile avec votre corps.
3. Faites une pause de quelques respirations avant de baisser les bras.

Avantages:

❖ Améliore la posture générale et la mobilité des épaules.

❖ Il renforce les muscles du dos et élargit la poitrine.

21. Crunchs à vélo assis

Instructions:

1. Asseyez-vous sur le bord d'une chaise, le dos droit.
2. Soulevez votre genou droit vers votre poitrine, puis tournez votre torse pour amener votre coude gauche sur votre genou.
3. Changez de côté et faites plusieurs répétitions.

Avantages:

❖ Renforce les muscles abdominaux et améliore la stabilité du tronc.

❖ Améliore la coordination et l'équilibre.

22. Pose du bâton flottant sur chaise

Instructions:

1. Asseyez-vous sur le bord de la chaise, les pieds à plat sur le sol.
2. En utilisant votre tronc, soulevez les deux jambes directement devant vous.
3. Tendez vos bras vers l'avant, parallèlement au sol, et retenez quelques respirations.

Avantages:

❖ Renforce les muscles centraux et améliore la posture.

❖ Améliore l'équilibre et la stabilité.

23. Pose de l'aigle assis

Instructions:

1. Asseyez-vous droit sur une chaise, les pieds au niveau du sol.
2. Croisez votre cuisse droite sur votre gauche, puis amenez votre bras droit sous votre gauche, en l'enroulant autour de vos coudes.
3. Maintenez votre position et répétez du côté opposé.

Avantages:

❖ Étire les épaules et les hanches pour une flexibilité accrue.

❖ Améliore la concentration et l'équilibre.

24. Étirement du cou de chaise

Instructions:

1. Asseyez-vous confortablement, les pieds à plat sur le sol.
2. Inclinez doucement votre tête vers la droite, en ramenant votre oreille vers votre épaule.
3. Faites une pause pendant quelques respirations avant de changer de côté.

Avantages:

❖ Réduit le stress dans le cou et le haut du dos.

❖ Augmente la mobilité de la colonne cervicale.

25. Étirements des poignets et des doigts en position assise

Instructions:

1. Asseyez-vous avec les pieds à plat et un bras tendu devant vous.
2. Avec votre autre main, tirez doucement vos doigts vers l'arrière pour étirer le poignet.
3. Répétez avec les deux mains.

Avantages:

❖ Améliore la flexibilité du poignet et des doigts.

❖ Réduit la tension et la raideur induites par les activités répétées.

26. Rotations de la cheville assise

Instructions:

1. Asseyez-vous droit, les pieds à plat sur le sol.
2. Soulevez un pied du sol et faites tourner la cheville dans le sens des aiguilles d'une montre et dans le sens inverse.
3. Répétez l'opération pour l'autre pied.

Avantages:

❖ Améliore la flexibilité et la mobilité de la cheville.

❖ Améliore la circulation dans le bas des jambes.

27. Pose de bateau bas sur chaise

Instructions:

1. Asseyez-vous avec vos mains sur les bords de la chaise.
2. Penchez-vous légèrement en arrière et levez les jambes droites.
3. Attendez quelques respirations.

Avantages:

- ❖ Renforce le tronc, en particulier les muscles abdominaux inférieurs.
- ❖ Améliore l'équilibre et la stabilité globale.

28. Pose de chameau assis

Instructions:

1. Asseyez-vous sur le bord d'une chaise, les pieds au niveau du sol.
2. Placez vos mains sur le dossier de la chaise, en cambrant votre dos et en élargissant votre poitrine.
3. Faites une pause de quelques respirations avant de relâcher.

Avantages:

- ❖ Élargit la poitrine et élargit l'avant du corps.
- ❖ Augmente la flexibilité de la colonne vertébrale tout en réduisant les tensions dans le bas du dos.

29. Chaise Core Twist

Instructions:

1. Asseyez-vous droit, les pieds au niveau du sol.
2. Croisez vos bras sur votre poitrine, puis tournez-vous d'un côté, permettant à votre corps de bouger.
3. Prenez quelques respirations, puis répétez du côté opposé.

Avantages:

❖ Renforce les muscles obliques, ce qui améliore la stabilité du tronc.

❖ Augmente la flexibilité de la colonne vertébrale.

30. Courbure oblique assis

Instructions:

1. Asseyez-vous droit, les pieds à plat sur le sol, les bras levés.
2. Penchez-vous d'un côté et levez l'autre bras, en sentant l'étirement le long de votre côté.
3. Maintenez et changez de côté.

Avantages:

❖ Les obliques sont renforcées et étendues.

❖ Améliore l'équilibre et la flexibilité de la colonne vertébrale.

31. Pose de l'arbre de chaise

Instructions:

1. Asseyez-vous bien sur votre chaise, les pieds à plat sur le sol.
2. Placez votre pied droit contre l'intérieur de la cuisse de votre jambe gauche.
3. Tenez vos mains en position de prière avant de changer de côté.

Avantages:

❖ Améliore l'équilibre et la coordination.

❖ Il renforce à la fois les jambes et le tronc.

32. Marche assise avec bras oscillant.

Instructions:

1. Asseyez-vous droit, les pieds au niveau du sol.
2. Soulevez un genou à la fois, comme si vous marchiez, et balancez vos bras dans la direction opposée à celle de vos jambes.
3. Effectuez plusieurs répétitions.

Avantages:

❖ Améliore la fonction cardiovasculaire et la coordination.

❖ Renforce les fléchisseurs de la hanche et augmente la mobilité articulaire.

33. Chaise Glute Bridge

Instructions:

1. Asseyez-vous au bord de la chaise, les mains sur le siège.
2. Faites glisser vos pieds vers l'avant et soulevez vos hanches en tenant vos fessiers avant de les baisser.
3. Répétez plusieurs fois.

Avantages:

❖ Renforce les muscles fessiers et ischio-jambiers.

❖ Améliore la stabilité et la mobilité du bas du corps.

34. Tappers de chaise assis

Instructions:

1. Asseyez-vous droit, les pieds légèrement écartés.
2. Tendez vos bras vers l'avant et tapez alternativement vos pieds sur le sol, en les soulevant rapidement.
3. Continuez pendant quelques répétitions.

Avantages:

❖ Augmente l'endurance cardiovasculaire.

❖ Améliore la coordination des pieds et des jambes.

35. Planche inversée de chaise

Instructions:

1. Asseyez-vous sur le bord de la chaise en saisissant les bords.
2. Utilisez vos bras pour soulever vos hanches et étendre vos jambes vers l'avant.
3. Attendez quelques respirations.

Avantages:

❖ Il renforce les bras, le tronc et les fessiers.

❖ Améliore la stabilité et la coordination globales.

36. Tarauds pour orteils assis

Instructions:

1. Asseyez-vous droit et soulevez légèrement un pied du sol.

2. Tapez vos orteils sur le sol, en montant et en descendant rapidement.
3. Répétez de l'autre côté.

Avantages:

❖ Renforce les mollets et améliore la flexibilité du pied.

❖ Améliore la coordination et la circulation.

37. Cercles de bras assis

Instructions:

1. Asseyez-vous droit, les bras tendus sur les côtés.
2. Bougez vos bras en effectuant de petits mouvements circulaires, puis inversez la direction.
3. Continuez pendant quelques répétitions.

Avantages:

❖ Renforce et stabilise les articulations des épaules.

❖ Il améliore la mobilité et la flexibilité du haut du corps.

38. Pompes avec siège de chaise

Instructions:

1. Tenez-vous derrière la chaise et placez vos mains sur le siège.
2. Faites un petit pas en arrière et faites des pompes avec les coudes pliés et la poitrine vers le siège.
3. Remontez à la position de départ et répétez.

Avantages:

❖ Il renforce la poitrine, les épaules et les triceps.

❖ Améliore l'endurance et la stabilité du haut du corps.

39. Coups de pied en ciseaux assis

Instructions:

1. Asseyez-vous droit et saisissez les côtés de la chaise.
2. Étendez les deux jambes devant vous et croisez-les alternativement l'une sur l'autre, comme si vous faisiez des mouvements de ciseaux.
3. Continuez pendant quelques répétitions.

Avantages:

❖ Il renforce les muscles abdominaux inférieurs.

❖ Améliore la flexibilité des hanches et des jambes.

CHAPITRE 5 : ADAPTER LE YOGA SUR CHAISE À DIFFÉRENTS NIVEAUX DE CONDITIONNEMENT

Adaptations du yoga sur chaise pour les praticiens débutants, intermédiaires et expérimentés

Savoir comment ajuster les postures et les routines en fonction de votre niveau de compétence est essentiel lorsque vous vous lancez dans votre parcours de yoga sur chaise. En vous permettant d'augmenter progressivement votre force, votre flexibilité et votre confiance, cette technique garantit non seulement la sécurité mais améliore également votre pratique.

Comprendre votre point de départ

❖ *Débutants :* L'objectif devrait être d'établir une base solide si le yoga sur chaise ou l'exercice en général est nouveau pour vous. Commencez par des poses et des mouvements faciles pour accroître votre conscience corporelle et vous apprendre les bases du yoga. Il est important de prêter attention à votre corps et d'éviter de vous surmener, car cela pourrait causer des dommages ou de l'inconfort.

❖ **Intermédiaires :** Les personnes ayant une compréhension de base du yoga sur chaise ou du fitness, en général, peuvent expérimenter de nouvelles poses et ajouter des exercices de plus en plus difficiles. Ce niveau permet d'expérimenter différentes approches pour améliorer la flexibilité, la force et l'équilibre tout en préservant l'alignement et la sécurité.

❖ **Praticiens avancés :** Vous pouvez passer à des poses et des transitions de plus en plus difficiles après avoir maîtrisé le yoga sur chaise et construit une base solide. Afin d'améliorer votre expérience globale, ce niveau encourage une analyse plus approfondie du travail respiratoire, des méthodes d'alignement sophistiquées et l'introduction d'exercices de pleine conscience.

Yoga sur chaise adapté aux débutants

1. Concentrez-vous sur des poses de base qui améliorent la flexibilité et la force sans solliciter excessivement le corps.
2. Pour rendre les positions plus accessibles, les débutants doivent procéder à des ajustements.

3. Développer la capacité de lier la respiration et le mouvement. La respiration abdominale profonde est l'un des exercices de respiration faciles qui peuvent vous aider à vous sentir plus calme et plus centré. Votre pratique est globalement plus productive grâce à cette relation.

4. En tant que débutant, rendez les séances d'entraînement courtes et réalisables. Essayez de faire du yoga sur chaise pendant 15 à 20 minutes, en tenant chaque pose pendant trois à cinq respirations. Augmentez la durée progressivement à mesure que vous devenez plus à l'aise.

5. Aidez les débutants à respecter leur corps et à promouvoir la conscience de soi. Changez de posture ou éloignez-vous de tout ce qui fait mal.

Modification du yoga sur chaise pour intermédiaire

1. Les praticiens intermédiaires peuvent commencer à ajouter des poses plus diverses à leurs routines.

2. Incluez des variations qui mettront votre force et votre équilibre à l'épreuve. Par exemple, vous pouvez augmenter l'étirement et l'engagement de votre tronc en étendant vos bras sur les côtés pendant le Chair Warrior II.

3. Les séquences de flux intégrant diverses positions peuvent être bénéfiques pour les praticiens intermédiaires.

4. Au fur et à mesure que vous progressez, concentrez-vous davantage sur le contrôle et l'alignement de la respiration.

Vous pouvez créer un rythme et maintenir votre concentration pendant votre pratique en utilisant des exercices de respiration comme la respiration 4-4-4 (Box Breathing).

5. Augmentez progressivement votre temps de pratique jusqu'à 30 à 45 minutes afin de pouvoir intégrer des poses et des transitions supplémentaires. La force et l'endurance seront toutes deux améliorées par cette augmentation.

Adaptation du yoga sur chaise pour les praticiens expérimentés

1. Les praticiens qualifiés sont capables d'essayer des poses difficiles qui demandent concentration, force et équilibre.
2. Essayez des poses comme Chair Tree Pose qui nécessitent plus d'équilibre. Au lieu de poser le pied sur la cuisse, placez-le sur la cheville ou le mollet pour changer de position.
3. Les scans corporels et la méditation sont deux méthodes que les praticiens avancés peuvent utiliser pour intégrer la conscience dans leur pratique. Ces méthodes améliorent la connexion entre l'esprit et le corps et augmentent la conscience de soi.
4. Essayez d'autres styles de yoga sur chaise ou ajoutez des éléments d'autres disciplines, comme le Tai Chi ou le Pilates, pour mélanger votre routine et mettre votre corps au défi de manière inédite.
5. Relevez le défi en vous fixant des objectifs comme étendre une posture, améliorer votre flexibilité ou essayer de nouvelles séquences. Pour enregistrer vos progrès et réfléchir à vos expériences, tenez un journal.

Pour une pratique sûre et efficace, le yoga sur chaise doit être modifié pour les débutants, les intermédiaires et les experts. Chaque pratiquant peut bénéficier des nombreux avantages du yoga sur chaise, notamment une force, une flexibilité et un bien-être général améliorés, en personnalisant les poses en fonction de ses besoins et en augmentant progressivement le niveau de difficulté. Le yoga sur chaise offre une occasion spéciale d'améliorer votre bien-être mental et physique tout en s'adaptant à différents niveaux de forme physique, quel que soit votre degré d'expérience. Soyez patient avec vous-même, faites attention à votre corps et savourez le voyage vers une meilleure forme physique et une meilleure santé.

Comment le yoga sur chaise peut vous aider à progresser en toute sécurité

1. Reconnaissez votre capacité actuelle

Examinez votre mobilité et votre santé actuelles avant de commencer votre pratique du yoga sur chaise. Pensez-y.

❖ Limites physiques : recherchez toute limitation physique, telle que des problèmes d'équilibre, des douleurs articulaires ou une faiblesse musculaire. Vous pouvez sélectionner les positions et les ajustements idéaux en étant conscient de ces facteurs.

❖ Expérience précédente : Tenez compte de vos expériences passées en matière de yoga ou de fitness. Avant de passer à des versions plus complexes, les débutants devraient commencer par des poses de base de yoga sur chaise.

❖ Conditions médicales : consultez un professionnel de la santé si vous avez des problèmes de santé qui pourraient rendre difficile la pratique du yoga sur chaise. Ils peuvent vous fournir des conseils adaptés à vos besoins particuliers.

2. Établissez d'abord des bases solides

Assurez-vous d'avoir une base solide avant de tenter de développer votre pratique. Cela comprend :

❖ Apprenez les poses fondamentales : y compris la flexion avant assise, l'étirement sur chaise chat-vache et la pose de montagne assise. Gagner en confiance et en stabilité peut être obtenu en devenant compétent dans ces postes.

❖ Augmenter la flexibilité et la force : pour améliorer votre force et votre flexibilité générales, utilisez des mouvements et des étirements doux. Effectuer régulièrement des poses simples de yoga sur chaise créera une base solide pour le développement futur.

3. Faites attention à votre corps

Pour progresser dans le yoga sur chaise en toute sécurité, vous devez faire attention à votre corps. Soyez conscient des points suivants :

❖ Signaux corporels : Pendant et après l'entraînement, faites attention à ce que ressent votre corps. Si vous êtes fatigué, avez mal ou êtes mal à l'aise, changez de stratégie ou faites une pause si nécessaire.

❖ Limites : Soyez conscient de vos limites et évitez de sortir de votre zone de confort. Faites attention à ce que votre corps vous dit et ajustez-le si nécessaire.

4. Augmentez la difficulté progressivement

Augmentez progressivement la difficulté de votre pratique à mesure que vous devenez plus à l'aise avec les poses de base :

❖ Introduire de nouveaux postes : commencez à introduire de nouveaux postes légèrement plus difficiles après avoir bien maîtrisé les postes de base. Chair Warrior I et Chair Pigeon Pose en sont deux exemples.

❖ Ajustez les postures actuelles : essayez différentes itérations de postures que vous connaissez à mesure que votre confiance augmente. Par exemple, pour augmenter votre force et votre équilibre lorsque vous exécutez Chair Warrior II, étendez vos bras sur le côté.

❖ Boostez les répétitions et la durée : augmentez progressivement la durée globale de votre pratique et la durée de chaque pose. Au fur et à mesure que votre endurance augmente, augmentez la durée de vos entraînements de 15 à 20 minutes à 30 à 45 minutes.

5. Inclure des exercices de respiration

Composante essentielle du yoga, la respiration peut vous aider à faire progresser votre pratique.

❖ Conscience de la respiration : Maintenez une respiration régulière et profonde tout au long de chaque pose. Ce lien entre mouvement et respiration favorise la sérénité et améliore la qualité de la pratique dans son ensemble.

❖ Méthodes de respiration actuelles : incluez des exercices de respiration tels que la respiration diaphragmatique ou la respiration 4-4-4 (respiration en boîte) dans votre régime. Ces méthodes peuvent augmenter votre niveau de relaxation et le plaisir de votre pratique du yoga.

6. Établir des objectifs raisonnables

Établir des objectifs réalistes pourrait orienter votre développement du yoga sur chaise.

❖ Objectifs à court terme : Établissez des objectifs à court terme pour des capacités ou des progrès particuliers, comme l'apprentissage d'une nouvelle posture ou le maintien d'une position pendant une période prolongée.

❖ Objectifs à long terme : Établissez des objectifs à long terme pour votre santé et votre bien-être en général. Cela peut impliquer de renforcer vos muscles, d'améliorer votre flexibilité ou d'inclure le yoga sur chaise dans votre routine.

7. Utilisez des pratiques de relaxation et de pleine conscience

Au fur et à mesure de votre progression, pensez à fusionner les pratiques de relaxation et de pleine conscience pour améliorer votre expérience globale.

❖ Techniques de pleine conscience : Concentrez-vous sur l'ici et maintenant et développez une conscience de votre corps et de votre respiration pour intégrer la pleine conscience dans votre pratique du yoga sur chaise.

❖ Méditations guidées : pour améliorer la clarté mentale et le bien-être émotionnel, terminez votre pratique par des méditations guidées ou des exercices de relaxation.

8. Rechercher des conseils et de l'aide auprès de la communauté

Participer à une communauté ou demander de l'aide pourrait vous aider à vous améliorer en yoga sur chaise.

❖ Pensez à suivre un cours de yoga sur chaise dirigé par un instructeur certifié. Au fur et à mesure de votre développement, ils peuvent vous fournir des conseils, des ajustements et une assistance sur mesure.

❖ Pour élargir votre pratique et acquérir de nouvelles poses et séquences, utilisez des ressources en ligne telles que des films ou des cours en ligne.

9. Reconnaître le développement et s'ajuster

Reconnaître et applaudir vos réalisations est essentiel pour la motivation.

❖ Reconnaître le succès : honorez chaque réalisation, aussi petite soit-elle. Reconnaître vos progrès vous aidera à rester motivé, qu'il s'agisse d'apprendre une nouvelle pose ou de prolonger votre temps de pratique.

❖ Modifiez si nécessaire : Les conditions de vie pouvant varier, il est important d'ajuster votre pratique en conséquence. Ajustez votre stratégie et revenez aux positions fondamentales si nécessaire si vous rencontrez des limitations ou des problèmes supplémentaires.

Pour bien progresser dans le yoga sur chaise, il faut d'abord se renseigner sur son corps, puis établir des bases solides et augmenter progressivement le niveau de difficulté tout en étant attentif aux signaux de son corps. Vous pouvez améliorer votre pratique du yoga sur chaise et bénéficier de ses nombreux avantages en incluant la pleine conscience, en établissant des objectifs réalistes et en obtenant des conseils. Gardez à l'esprit que l'apprentissage du yoga est un voyage personnel qui demande de la persévérance, de l'auto-compassion et de la patience. Savourez et valorisez chaque étape de votre pratique du yoga sur chaise.

CHAPITRE 6 : PLANIFICATION DES REPAS ET NUTRITION POUR PERDRE DU POIDS

Être conscient de la façon dont la nutrition affecte la perte de poids

Perdre du poids est un processus complexe qui nécessite de nombreux changements de style de vie, l'alimentation étant un élément clé. L'exercice est essentiel pour brûler des calories et améliorer la forme physique globale, mais notre capacité à perdre du poids de manière efficace et durable est directement influencée par les aliments que nous mangeons.

Les gens doivent atteindre un bilan énergétique négatif, ou brûler plus de calories qu'ils n'en consomment, pour réduire leur poids. Une activité physique accrue peut être bénéfique, mais l'alimentation est également cruciale. Les types et les quantités d'aliments consommés peuvent affecter de manière significative l'apport calorique et donc les résultats de la perte de poids.

Les macronutriments

Les macronutriments qui composent la nutrition (graisses, protéines et glucides) ont tous des fonctions distinctes dans le corps.

1. **Glucides :** Le corps utilise les glucides comme principale source d'énergie. Mais tous les glucides ne sont pas produits de la même manière. Les grains entiers, les fruits et les légumes sont des exemples de glucides complexes qui fournissent des nutriments et des fibres essentiels, facilitant la digestion et augmentant le sentiment de satiété. Les glucides simples, présents dans les aliments transformés et les collations sucrées, peuvent augmenter rapidement le taux de sucre dans le sang et stimuler l'appétit, ce qui rend difficile le maintien d'un déficit calorique.

2. **Protéines :** Les protéines sont nécessaires à la croissance et au maintien des tissus, notamment musculaires. Manger suffisamment de protéines peut vous aider à conserver votre masse musculaire tout en réduisant votre poids, car les muscles brûlent plus de calories que les graisses. Les viandes maigres, les haricots, les lentilles et les produits laitiers sont des exemples de régimes riches en protéines qui favorisent la satiété, ce qui aide à réguler l'appétit et à réduire les calories.

3. ***Graisses :*** Les graisses saines présentes dans les avocats, les amandes et l'huile d'olive sont essentielles à la synthèse des hormones, à l'absorption des nutriments et à la santé du cerveau. Bien que les graisses alimentaires contiennent beaucoup de calories, elles peuvent également vous donner une sensation de satiété, ce qui facilite le suivi d'un régime limitant les calories. La taille des portions doit cependant être soigneusement étudiée, car trop de graisse peut entraîner une augmentation de l'apport calorique.

Pour créer une alimentation complète qui favorise la perte de poids, il est essentiel de comprendre les ratios de ces macronutriments. Se concentrer sur des aliments complets, peu transformés et offrant une gamme de nutriments tout en contrôlant la consommation de calories est une tactique courante.

La valeur de la gestion des portions

Le contrôle des portions est crucial pour perdre du poids, même en mangeant des aliments riches en nutriments. Beaucoup de gens mangent trop parce qu'ils sous-estiment la taille des portions. Les gens peuvent devenir plus conscients de la taille de leurs portions en pratiquant une alimentation consciente, ce qui implique d'observer leurs signaux de faim et de satiété.

Comment gérer efficacement les portions :

❖ Utilisez des assiettes plus petites : Cette stratégie simple peut vous aider à réduire le risque de trop manger en limitant la taille des portions.

❖ Examinez les étiquettes nutritionnelles : connaître le nombre de calories d'un article et la taille de la portion peut aider les consommateurs à faire des choix judicieux.

❖ Collations pré-portionnées : Vous pouvez éviter les collations inconsidérées dès la sortie du paquet en préparant des collations individuelles à l'avance.

La contribution des fibres à la perte de poids

Les fibres alimentaires sont essentielles à la perte de poids car elles facilitent la digestion et augmentent la sensation de satiété. On le trouve dans les fruits, les légumes, les grains entiers et les légumineuses. Étant donné que les aliments riches en fibres prennent plus de temps à mâcher et à digérer, vous êtes moins susceptible de trop manger et de vous sentir rassasié plus longtemps.

Les fibres soutiennent la flore intestinale bénéfique, ce qui peut avoir un impact sur le contrôle du poids et le métabolisme. L'inclusion d'une gamme d'aliments riches en fibres dans votre alimentation contribue non seulement à perdre du poids, mais améliore également votre santé et votre bien-être en général.

Hydratation et perte de poids

Lorsqu'on parle de perdre du poids, il est facile d'oublier de boire suffisamment d'eau. La digestion et le métabolisme sont deux des nombreuses fonctions corporelles qui dépendent de l'eau. La faim et la soif peuvent être confondues, ce qui conduit à des collations inutiles. Les gens peuvent réduire leur apport calorique et se sentir rassasiés en buvant de l'eau avant les repas.

Les tisanes et autres boissons faibles en calories peuvent vous aider à rester hydraté sans consommer de calories supplémentaires, en plus de l'eau. La consommation de boissons sucrées doit se faire avec prudence car elles n'ont aucune valeur nutritionnelle et peuvent rapidement entraîner un excès calorique.

La réduction de poids a des conséquences psychologiques en plus des conséquences physiques. Les tentatives de perte de poids peuvent être entravées par le stress, une alimentation émotionnelle et des comportements liés à l'alimentation. L'élaboration de bonnes techniques d'adaptation peut être facilitée par une compréhension des facteurs émotionnels qui contribuent à la suralimentation. Vous pouvez gérer ces problèmes à l'aide d'une assistance professionnelle, de techniques de réduction du stress et de pleine conscience.

En résumé, l'alimentation joue un rôle clé dans la perte de poids en contrôlant le métabolisme, l'équilibre énergétique et la santé globale. En comprenant l'importance des macronutriments, en contrôlant les portions, en donnant la priorité aux fibres et à l'eau et en créant des plans de repas durables, les gens peuvent s'aider eux-mêmes à atteindre leurs objectifs de perte de poids. De plus, en comprenant les aspects psychologiques de l'alimentation, vous pouvez créer une relation plus positive avec la nourriture, ce qui facilitera l'atteinte et le maintien d'une perte de poids au fil du temps. Le respect de ces directives encourage un mode de vie meilleur et plus équilibré en plus de la perte de poids.

Comment créer un plan de repas écologique

Créer un régime alimentaire durable est essentiel pour la santé et la perte de poids à long terme. En plus de vous aider à faire des choix alimentaires, un plan alimentaire bien organisé garantit que vos repas sont sains, équilibrés et conformes à vos objectifs de santé. Afin de nous assurer qu'ils s'intègrent dans votre style de vie à long terme, nous décomposerons ci-dessous les éléments essentiels de l'élaboration d'un plan alimentaire durable en étapes gérables.

1. Reconnaissez vos besoins alimentaires

Comprendre vos besoins alimentaires uniques est essentiel lors de la création d'un plan de repas. L'âge, le sexe, le degré d'activité et les objectifs de santé peuvent tous avoir une incidence sur ces facteurs. Maintenir un équilibre en macronutriments (protéines, graisses et glucides) tout en évitant de restreindre sévèrement un type d'aliment est crucial lorsque l'on tente de perdre du poids.

❖ Calories : pour une perte de poids progressive et saine, un déficit calorique modéré (environ 500 calories de moins par jour que votre niveau d'entretien) est généralement conseillé.

❖ Macronutriments : Visez un repas contenant environ 40 %
de glucides, 30 % de protéines et 30 % de bonnes graisses.
Bien que vous puissiez ajuster ce ratio en fonction de vos
besoins, cette approche globale favorise la perte de poids
sans priver votre corps de nutriments essentiels.

Par exemple:
Votre plan alimentaire peut comprendre les éléments suivants
pour atteindre une consommation calorique quotidienne de
1 500 :
60 % des 600 calories provenaient de glucides.
30 % des 450 calories proviennent des protéines.
30 % des 450 calories proviennent des graisses.

2. Organisez des repas variés et équilibrés

Ajouter de la diversité à vos repas est l'une des clés de la
durabilité. Consommer les mêmes aliments tous les jours
pourrait devenir ennuyeux et entraîner de la fatigue et des
envies. Planifiez des repas faciles à préparer et contenant une
gamme de légumes, de protéines et de céréales nutritives pour
éviter cela.

❖ Protéines : Consommez des protéines maigres comme les
lentilles, le poisson, la volaille, la dinde et le tofu. Ceux-ci

vous aideront à vous sentir rassasié plus longtemps et à conserver votre masse musculaire.

❖ Légumes : Essayez d'avoir des légumes de couleurs différentes dans la moitié de votre assiette. Cela garantit un spectre varié de vitamines, de minéraux et d'antioxydants en plus d'ajouter de la diversité. Les légumes frais et cuits peuvent donner différentes saveurs et textures à vos aliments.

❖ Grains entiers et fibres : Les grains entiers qui facilitent la digestion, comme le riz brun, le quinoa et le pain de blé entier, sont riches en fibres. De plus, les fibres vous aident à vous sentir rassasié et évitent de trop manger.

Un exemple de plan de repas quotidien :
Le petit-déjeuner se compose d'une omelette chargée d'épinards, de tomates et de champignons, accompagnée de pain grillé à l'avocat et au blé entier.
Le déjeuner se compose de quinoa, de mesclun, de salade de poulet grillé et d'une vinaigrette douce.
Du riz brun, du brocoli rôti, des carottes, des courgettes et du poisson au four sont servis pour le dîner.

3. Contrôle des portions

L'une des meilleures façons de créer un plan de repas à long terme est d'apprendre à contrôler la taille des portions. La quantité de nourriture que nous consommons a un impact plus important sur la perte de poids que le type de nourriture que nous consommons. Il n'est pas nécessaire de calculer les calories à chaque repas, même s'il est utile de connaître les quantités.

❖ Portions protéinées : Une portion protéinée doit avoir à peu près la taille de votre main.

❖ Portions de glucides : Une portion de glucides, comme le riz ou les pâtes, doit avoir environ la taille de votre poing.

❖ Légumes : Vous pouvez manger beaucoup de légumes sans vous soucier de la taille des portions car ils sont riches en fibres et faibles en calories. Assurez-vous simplement qu'ils ne sont pas enduits d'huile ou de beurre.

❖ Graisses : Une consommation modérée est conseillée pour les graisses saines présentes dans les noix, les graines et les huiles. Chaque repas devrait contenir environ un pouce de bonnes graisses.

Le contrôle des portions consiste simplement à être plus conscient de la quantité de nourriture dont vous avez besoin pour être satisfait ; cela n'implique pas de privation.

4. Inclure la cuisson par lots et la préparation des repas

Maintenir un plan alimentaire durable nécessite de la cohérence, et planifier les repas est l'un des moyens les plus simples d'y parvenir. La pratique consistant à préparer tout ou partie de vos repas à l'avance, connue sous le nom de préparation des repas, permet de respecter plus facilement votre emploi du temps, même lors des journées chargées.

❖ Pour préparer de plus grandes quantités de céréales, de viandes et de légumes, prévoyez du temps une à deux fois par semaine. Ceux-ci peuvent être stockés dans des contenants portionnés pour un assemblage pratique et rapide tout au long de la semaine.

❖ Certains plats, comme les ragoûts, les ragoûts et les soupes, peuvent être congelés pour une utilisation ultérieure. Ceci est particulièrement utile lorsque vous souhaitez un dîner sain et préparé mais que vous n'avez pas envie de cuisiner.

❖ En plus de vous faire gagner du temps, la planification des repas vous évite de choisir de mauvais repas sur un coup de tête, par manque d'énergie ou de temps.

5. Soyez flexible

Un régime alimentaire durable doit être à la fois bien organisé et adaptable. Votre emploi du temps sera occasionnellement interrompu car la vie est imprévisible. Votre plan de repas doit être considéré comme un guide plutôt que comme un cadre strict. Être flexible vous permet de vous ajuster si nécessaire sans vous sentir comme un échec.

❖ Au restaurant, optez pour des options plus saines comme des salades, des protéines grillées ou des plats à base de légumes. N'ayez jamais peur de demander des changements, comme des légumes à la place des frites ou une vinaigrette à part.

❖ Il est acceptable et bénéfique pour la réussite à long terme de s'adonner occasionnellement à vos aliments préférés. S'offrir une friandise de temps en temps permet d'éviter les sentiments de privation et de freiner les fringales, qui peuvent tous deux entraîner une suralimentation.

Trouver l'équilibre et profiter de la nourriture tout en maintenant vos objectifs est l'objectif d'un plan durable, pas la perfection.

6. Faites attention à votre corps

Créer un plan alimentaire durable nécessite d'apprendre à écouter son corps. Cela implique de reconnaître la différence entre une alimentation émotionnelle et une vraie faim, de manger quand vous avez faim et d'arrêter lorsque vous êtes rassasié.

❖ Essayez de manger consciemment en évitant les distractions comme la télévision et les téléphones portables. Cela vous aide à éviter de trop manger en vous rendant plus conscient du moment où vous êtes rassasié.

❖ Soyez attentif aux signaux de votre corps. Êtes-vous ennuyé, anxieux, bouleversé ou avez-vous faim ? Vous pouvez éviter de trop manger en étant conscient de ces signes.

Vous pouvez améliorer votre santé et votre bien-être en cultivant une relation positive avec la nourriture grâce à une alimentation consciente.

7. Surveillez votre évolution et adaptez-vous si nécessaire

Vous pouvez rendre votre plan alimentaire plus durable en révisant régulièrement vos progrès et votre stratégie. L'objectif est d'être conscient de vos progrès, donc cela ne doit pas être difficile à suivre. Vous pouvez utiliser une application pour smartphone, enregistrer vos repas ou simplement suivre la coupe de vos vêtements.

Vos besoins nutritionnels évolueront avec votre corps. Essayez de modifier la taille de vos portions, de manger plus de légumes ou de faire plus d'exercice si vos efforts de perte de poids échouent.

Un régime alimentaire durable est un changement de mode de vie à long terme plutôt qu'une solution miracle. Vous pouvez vous assurer que votre plan alimentaire continue de soutenir vos objectifs au fil du temps en étant flexible et en évaluant souvent vos progrès.

Enfin, la création d'un plan alimentaire durable nécessite un mélange d'alimentation consciente, de flexibilité et de préparation méticuleuse. En incluant une variété d'aliments riches en nutriments, en contrôlant la taille des portions et en préparant les repas à l'avance, vous pouvez réussir à long terme. Profitez du voyage vers une meilleure santé, faites attention à votre corps et modifiez-le si nécessaire.

Techniques faciles de planification des repas pour une vie active

L'une des meilleures stratégies pour maintenir une alimentation saine, en particulier si vous essayez de perdre du poids, consiste à planifier vos repas. Les aliments prêts à emporter, comme les plats à emporter, sont faciles à trouver lorsque vous êtes pressé par le temps et sont souvent plus caloriques et moins nutritifs. Mais sans passer des heures en cuisine, vous pouvez offrir à votre corps des repas sains qui aident à perdre du poids avec un peu de planification et de préparation. Voici quelques conseils simples et réalisables pour vous aider à maintenir le cap même avec un emploi du temps chargé.

1. Établissez d'abord un plan hebdomadaire

Avoir un plan bien défini est essentiel pour une planification efficace des repas. Prenez le temps d'organiser vos repas au début de chaque semaine. Ce processus ne doit pas nécessairement être difficile ou prendre beaucoup de temps. Écrire ce que vous mangez au cours des cinq ou sept jours suivants est un bon point de départ. Assurez-vous que chaque repas (petit-déjeuner, déjeuner, dîner et collations) est nutritionnellement équilibré.

Mangez des repas moyennement riches en glucides et riches en protéines maigres, en fibres et en graisses saines si vous souhaitez perdre du poids. Pour organiser cela, considérez simplement que votre assiette contient la moitié de légumes, un quart de protéines maigres (comme le poisson, la volaille, le tofu ou les lentilles) et le quart restant de grains entiers ou de glucides complexes.

2. Pour plus d'efficacité, cuisinez par lots

Préparer un repas frais chaque jour peut être intimidant lorsque vous êtes pressé par le temps. Cuisiner par lots est une stratégie utile. Le week-end ou tout autre jour où vous avez du temps libre, consacrez quelques heures à cuisiner de plus grandes quantités d'aliments pouvant être utilisés pour plusieurs repas. Cela peut impliquer de préparer une grande casserole de soupe ou de ragoût, de rôtir des légumes ou de griller des poitrines de poulet. Une fois les repas préparés, conservez-les dans des contenants séparés pour les emporter facilement tout au long de la semaine.

Parce que vous êtes moins susceptible de choisir des aliments malsains de dernière minute lorsque vous avez des repas sains sous la main, la cuisson par lots vous aide également à rester sur la bonne voie pour atteindre vos objectifs nutritionnels.

3. Préparer les ingrédients à l'avance

Si vous n'êtes pas à l'aise avec la préparation de repas entiers à l'avance, envisagez de préparer les plats à l'avance. Lors d'une journée de travail chargée, cette tactique vous aide à maintenir la diversité tout en gagnant du temps. Prenez le temps de hacher des légumes, de cuire des céréales comme le riz brun ou le quinoa et de préparer des protéines maigres comme du tofu sauté ou du poulet au four pour qu'il vous suffise de réchauffer et d'assembler votre repas au moment de cuisiner.

Des éléments de base pouvant être utilisés dans de nombreuses cuisines différentes peuvent également être réalisés. Les patates douces rôties, par exemple, fonctionnent bien dans les salades, comme plat d'accompagnement ou même dans les brouillages du petit-déjeuner. Vous pouvez utiliser du poulet cuit dans des sautés, des salades et des wraps.

4. Utiliser des aliments de base sains et adaptables

Gardez des essentiels sains dans votre cuisine que vous pouvez rapidement mélanger et assortir pour créer une gamme de repas. Les viandes maigres (poulet, poisson, œufs ou protéines végétales), les haricots en conserve, les légumes surgelés et les céréales saines sont tous facilement disponibles et faciles à préparer. Ces ingrédients peuvent être ajoutés aux salades, aux sautés et aux soupes, entre autres recettes.

Vous pouvez résister à l'envie de commander des plats à emporter ou d'opter pour des aliments transformés lorsque vous avez faim et que vous êtes pressé par le temps en gardant toujours des produits de première nécessité à portée de main.

5. Utilisez le pouvoir de congélation

Une excellente approche pour gagner du temps et garantir que vous aurez toujours des options saines à portée de main est de congeler les repas. De nombreux aliments conservent leur saveur et leur valeur nutritionnelle une fois congelés et réchauffés. Les exemples incluent les ragoûts, les ragoûts, les soupes et même les crêpes ou les muffins aux grains entiers.

Congelez des portions individuelles pour une utilisation ultérieure lors de la cuisson de plus grandes quantités. Pour faciliter la localisation de ce dont vous avez besoin, marquez les contenants avec la date et le contenu. Même les jours les plus chargés, vous pouvez maintenir votre plan de repas en conservant une sélection de plats précuits au congélateur.

6. Faites des recettes faciles et rapides une priorité

Les recettes qui demandent peu de temps ou d'efforts à préparer sont un bon choix lors de la planification des repas pour un mode de vie occupé. Recherchez des recettes faciles à préparer et nécessitant quelques ingrédients. Par exemple, parce qu'ils nécessitent moins de temps de cuisson actif, les recettes à la mijoteuse, les plats cuisinés dans une seule casserole et les dîners sur plaque sont d'excellentes options.

Pensez à préparer des plats comme des bols de céréales, des salades riches en protéines ou des sautés qui peuvent être préparés en moins de 30 minutes. Ces dîners sont flexibles et sans stress puisqu'ils peuvent être personnalisés pour utiliser les ingrédients que vous avez sous la main.

7. Prévoyez des provisions pour les restes

Pour les personnes constamment en déplacement, les restes sont leur meilleur ami. Préparez des morceaux supplémentaires de votre dîner pour pouvoir déjeuner ou dîner le lendemain. Cela garantit que vous aurez un dîner sain sans avoir à préparer quoi que ce soit de plus, en plus de gagner du temps.

Par exemple, si vous faites griller du poulet et des légumes pour le dîner, préparez-en davantage et mangez les restes pour le déjeuner du lendemain dans une salade ou un wrap. De plus, les restes peuvent être congelés pour une utilisation ultérieure.

8. Des collations simples sont idéales

Tout plan de perte de poids devrait inclure des collations saines, surtout si vous êtes pressé par le temps. Les collations doivent être simples et riches en nutriments. Voici quelques choix faciles :

- Houmous et légumes tranchés
- Les baies, les bananes et les pommes sont des exemples de fruits frais.
- Mélange de graines ou de noix.
- Yaourt grec au miel.
- Les crackers sont faits de grains entiers et de beurre d'amande.

Avoir des collations nutritives à portée de main réduit la tentation de manger des aliments transformés ou sucrés lorsque vous avez faim. Ces collations sont également portables, faciles à préparer et fournissent une énergie durable entre les repas.

9. Utiliser les outils et la technologie

Utilisez la technologie pour faciliter la planification des repas : plusieurs applications de planification des repas peuvent vous aider à organiser vos repas hebdomadaires, à dresser des listes d'épicerie et à suggérer des recettes en fonction de vos préférences alimentaires. Les appareils tels que les friteuses à air, les mijoteuses et les casseroles instantanées aident à préparer les repas rapidement et avec un minimum de supervision.

De la même manière qu'une friteuse à air vous permet de cuire des légumes croustillants ou des protéines maigres plus rapidement et avec moins d'huile que les méthodes de friture traditionnelles, une mijoteuse, par exemple, vous permet de combiner les ingrédients le matin et de préparer un repas entièrement cuit en l'heure du dîner sans aucun effort.

10. Restez adaptable et permettez l'improvisation

Quelques repas ou collations santé « d'urgence », comme une salade rapide, un repas congelé que vous avez déjà préparé ou un simple sauté avec des composants préfabriqués, devraient être à portée de main. Si la préparation des repas est la clé pour rester sur la bonne voie, la flexibilité est également nécessaire et parfois la vie s'en mêle.

Vous pouvez ajuster votre plan en fonction des envies ou des projets de dernière minute sans vous sentir confiné si vous vous laissez une certaine marge de manœuvre.

Organiser, planifier et tirer le meilleur parti de votre temps sont tous cruciaux, et avec un peu de pratique, la planification des repas peut devenir une seconde nature, vous permettant de maintenir une alimentation saine, même si votre emploi du temps est chargé. La planification des repas ne doit pas nécessairement être difficile ou prendre beaucoup de temps, et même si vous menez une vie bien remplie, vous pouvez préparer des repas sains et équilibrés qui peuvent vous aider à perdre du poids.

CHAPITRE 7 : MAINTENIR LA MOTIVATION ET SUIVI DU DÉVELOPPEMENT

Reconnaître les avantages du maintien de la cohérence dans votre pratique

L'idée de cohérence apparaît comme un élément crucial pour réussir dans la poursuite des objectifs de santé et de bien-être, notamment la perte de poids et l'amélioration de la mobilité. Des changements majeurs et durables peuvent résulter du maintien d'une pratique cohérente, qu'il s'agisse de yoga sur chaise ou d'un autre type d'exercice. L'importance de la cohérence, les avantages physiques et mentaux et les conseils utiles pour former une pratique régulière du yoga sur chaise sont tous abordés dans cet essai.

L'influence du développement des habitudes

La cohérence et la psychologie de la formation des habitudes sont étroitement liées. Faire quelque chose régulièrement vous aide à le respecter au fil du temps, car cela devient une partie de votre routine quotidienne ou hebdomadaire. Une étude a révélé que, selon la complexité de l'activité et la personnalité de la personne, le développement d'une nouvelle habitude peut prendre entre 21 et 66 jours. Parce que le yoga sur chaise peut être pratiqué dans un environnement confortable sans avoir besoin d'équipement spécifique, il peut constituer un point de départ accessible à de nombreuses personnes, en particulier aux personnes âgées et à mobilité réduite.

Le yoga sur chaise passe d'une corvée à une habitude car il devient une partie de votre routine quotidienne. Ce changement est crucial car les habitudes nécessitent moins de volonté et d'effort mental pour se maintenir, ce qui vous permet de vous concentrer sur d'autres aspects de votre vie. En donnant la priorité au yoga sur chaise dans votre calendrier, vous vous engagez dans un changement complet de style de vie qui favorise la pleine conscience, la relaxation et une relation plus étroite avec votre corps en plus de la forme physique.

Gagner en flexibilité et en force au fil du temps

Un avantage notable de la pratique régulière du yoga sur chaise est une amélioration progressive de la force et de la flexibilité. Le yoga sur chaise met l'accent sur des mouvements sereins et contrôlés, plus doux pour le corps que les exercices de haute intensité, qui peuvent produire des bénéfices rapides mais peuvent également être nocifs. La force et la flexibilité sont améliorées grâce à l'adaptation des muscles et des articulations grâce à une pratique régulière.

Les personnes âgées bénéficient grandement de cet élément. De nombreuses personnes âgées perdent de la masse musculaire et de la souplesse, ce qui augmente leur risque de chutes et d'accidents. La pratique régulière du yoga sur chaise peut aider les personnes âgées à éviter ces effets négatifs en améliorant leur capacité à effectuer les tâches quotidiennes, en préservant leur équilibre et en réduisant leur risque de blessure.

La mémoire musculaire est également favorisée par une pratique constante. Votre corps s'habitue davantage à certaines postures et mouvements à mesure que vous les pratiquez, ce qui conduit finalement à une amélioration de la forme et de l'efficacité. Ceci est particulièrement crucial pour les nouveaux pratiquants de yoga, car apprendre la bonne posture et la bonne technique peut améliorer les résultats et rendre la pratique plus agréable.

Avantages pour l'esprit et l'émotion

En plus des avantages physiques, une pratique régulière a un effet sur la santé mentale et émotionnelle. La pratique régulière du yoga sur chaise a été associée à une diminution des niveaux d'anxiété, de tristesse et de stress. Les effets apaisants du yoga, combinés à l'accent mis sur la pleine conscience et la respiration, favorisent la clarté mentale et la guérison émotionnelle.

Vous pouvez favoriser un environnement de soins personnels en vous engageant à une pratique régulière. Vous pouvez vous détendre, réfléchir et rétablir une connexion avec vos pensées et vos sentiments en prenant ce temps pour vous. Être plus conscient de votre corps et de vos pensées peut entraîner un sentiment d'autonomisation. Le yoga sur chaise régulier peut vous fournir un renforcement positif qui peut augmenter votre estime de soi et vous encourager à expérimenter d'autres habitudes saines, telles que l'amélioration de votre alimentation et de vos interactions sociales.

Surmonter les obstacles à la cohérence

Maintenir une pratique régulière du yoga sur chaise peut être un défi, malgré les avantages évidents de la cohérence. Les obstacles potentiels comprennent les restrictions physiques, les limites de temps et les périodes de faible motivation. Mais comprendre ces défis et élaborer des stratégies pour les surmonter peut faire toute la différence.

❖ Fixez-vous des objectifs réalisables : Pour commencer, décidez d'objectifs réalistes pour votre pratique du yoga sur chaise. Essayez de commencer par 15 à 20 minutes plusieurs fois par semaine plutôt que d'essayer de terminer une séance d'entraînement d'une heure chaque jour. Au fur et à mesure que vous vous habituez et êtes à l'aise avec votre habitude, augmentez progressivement la fréquence et la durée.

❖ Planifiez votre pratique : considérez les cours de yoga sur chaise comme des rendez-vous importants. Prévoyez du temps sur votre emploi du temps, comme vous le feriez pour une réunion sociale ou une visite chez le médecin. La routine est le fondement de la cohérence, donc planifier du temps de pratique pourrait aider à favoriser cette habitude.

❖ Établissez un environnement favorable : Choisissez un espace confortable et tranquille pour votre pratique. Limitez les distractions, fournissez suffisamment d'éclairage et choisissez une chaise confortable. Entourez-vous d'objets inspirants, comme des paroles de sagesse ou des images, pour créer une atmosphère positive.

❖ Buddy Up : Invitez un être cher à assister à des séances de yoga sur chaise avec vous. En plus de responsabiliser, pratiquer avec un partenaire peut renforcer la motivation et rendre l'activité plus agréable. La création d'un groupe de soutien peut également être facilitée en partageant vos luttes et vos réalisations.

❖ Surveillez vos progrès : vous pouvez maintenir votre motivation et votre attention en tenant un journal ou un journal de votre pratique. Notez la date, la durée de chaque séance et tous les sentiments ou idées qui en découlent. Votre engagement envers la cohérence peut être renforcé par des succès mineurs.

❖ Soyez adaptable : maintenir la flexibilité est tout aussi vital que la cohérence. Parce que la vie peut être inattendue, vous ne pourrez peut-être pas vous entraîner aussi régulièrement certains jours. Plutôt que d'abandonner, trouvez des moyens innovants d'inclure le yoga sur chaise dans votre programme quotidien. Cela peut consister à pratiquer des techniques de respiration avant de se coucher ou à effectuer quelques étirements faciles en regardant la télévision.

L'effet d'entraînement constant

Pratiquer régulièrement le yoga sur chaise présente de nombreux avantages. Vous pouvez améliorer d'autres domaines de votre vie en pratiquant le yoga, ce qui peut vous aider à développer la discipline et la pleine conscience. L'augmentation des niveaux d'énergie provoquée par une meilleure santé physique vous permet souvent de vous engager plus pleinement dans les tâches quotidiennes, les passe-temps et les réunions sociales. Même si une résilience accrue peut vous aider à relever plus facilement les défis de la vie, une meilleure clarté mentale peut vous aider à résoudre les difficultés et à prendre de meilleurs jugements.

De plus, au fur et à mesure que votre pratique du yoga sur chaise progresse, vous pourriez encourager les gens autour de vous à donner la priorité à leur santé et à leur bien-être. En partageant vos réussites, vos échecs et vos expériences, vous pouvez encourager et aider les autres alors qu'ils se lancent dans leur parcours de remise en forme.

Pour que le yoga sur chaise et le bien-être général réussissent, la cohérence est essentielle. Vous pouvez récolter les fruits physiques, mentaux et émotionnels du temps consacré à votre santé en établissant une pratique régulière. Vous constaterez probablement que de petits changements graduels au fil du temps entraînent des changements importants à mesure que vous entreprenez le chemin de la cohérence, améliorant votre qualité de vie et promouvant un mode de vie sain à long terme. Gardez à l'esprit que le chemin vers le bien-être est un marathon plutôt qu'un sprint ; adoptez le processus et laissez la cohérence vous conduire à vos objectifs.

Établir des objectifs raisonnables de flexibilité et de perte de poids

Se fixer des objectifs raisonnables et réalisables est l'une des étapes les plus cruciales de tout programme de remise en forme ou de perte de poids. Il est facile de se laisser emporter par l'enthousiasme du changement et de se fixer des objectifs irréalistes ou trop ambitieux, ce qui peut conduire à la lassitude, aux blessures ou au mécontentement. Fixer des objectifs spécifiques, mesurables et réalisables est essentiel lorsque vous intégrez le yoga sur chaise à votre pratique, en particulier si vos objectifs incluent la perte de poids et une flexibilité accrue. Cela vous gardera motivé et sur la bonne voie.

Vous devez d'abord évaluer votre niveau actuel de condition physique et vos limites physiques avant de fixer des objectifs. Bien que chacun soit différent, le yoga sur chaise est une forme d'exercice à faible impact et facilement accessible qui convient aux personnes de tous niveaux de forme physique. Certaines personnes peuvent commencer par avoir d'importants problèmes de mobilité, tandis que d'autres peuvent être en bonne forme physique mais souhaitent améliorer leur flexibilité ou perdre quelques kilos.

Vous devez évaluer honnêtement votre situation actuelle avant de définir des ambitions réalisables. Ceci peut être réalisé en prenant en compte :

❖ Votre poids actuel : pour suivre votre évolution, recherchez votre poids de départ. Mais ne faites pas seulement attention au numéro de la balance. La perte de poids est irrégulière et la croissance musculaire induite par l'entraînement en force peut parfois compenser la perte de poids.

❖ Mobilité et flexibilité : évaluez votre amplitude de mouvement existante. Êtes-vous capable de sentir vos orteils ? Est-il simple pour vous de vous lever d'une position assise, de vous pencher ou de vous tourner ? Cela vous aidera à établir un point de départ pour vos objectifs de flexibilité.

❖ Force et endurance : combien de temps pouvez-vous maintenir les poses fondamentales de yoga sur chaise ? Est-il possible de terminer une séquence sans se fatiguer ? À l'aide de ces indicateurs, vous pouvez vous fixer de petits objectifs pour développer votre force et votre endurance.

Savoir d'où vous venez vous permet d'adapter vos objectifs à vos besoins et compétences uniques, les rendant ainsi plus réalisables et pratiques.

Établir des objectifs SMART

Les objectifs qui suivent le cadre SMART (spécifiques, mesurables, réalisables, pertinents et limités dans le temps) sont les plus efficaces. Examinons le lien entre cette idée et les objectifs de flexibilité et de perte de poids.

❖ Spécifique : soyez aussi clair que possible sur vos objectifs.

Dire « Je veux perdre du poids » n'est pas aussi efficace que dire « Je veux améliorer mes habitudes alimentaires et faire du yoga sur chaise trois fois par semaine ». De même, dire « je veux devenir plus flexible » n'est pas aussi efficace que dire « je veux augmenter ma capacité à toucher mes orteils dans les 30 jours de pratique quotidienne ».

❖ Mesurable : vous devez disposer d'un moyen de suivre vos progrès. Des pesées hebdomadaires, des mesures de pouces perdus ou des photos de progrès pourraient en être des exemples. Pour augmenter votre flexibilité, notez jusqu'où vous pouvez vous étendre dans chaque position. Testez l'amplitude de mouvement de vos mains lors d'une flexion vers l'avant ou la facilité de torsion de votre torse, par exemple.

❖ **Réalisable** : vos objectifs doivent être exigeants mais réalisables. La plupart des gens ne peuvent pas devenir complètement flexibles du jour au lendemain ou perdre trente kilos en un mois, surtout lorsqu'ils commencent un nouveau programme d'entraînement comme le yoga sur chaise. Vous réussirez si vous vous fixez de petits objectifs réalisables, comme perdre 1 à 2 livres par semaine ou améliorer progressivement votre flexibilité sur quelques mois.

❖ **Pertinent** : vos objectifs doivent s'aligner sur vos objectifs globaux de bien-être. Vos objectifs doivent se concentrer sur des activités et des routines qui favorisent la perte de poids et la flexibilité si telles sont vos principales préoccupations. Des exemples en sont le yoga sur chaise régulier, le suivi des aliments et les exercices qui améliorent la flexibilité. Ne fixez pas d'objectifs trop éloignés de ces régions importantes.

❖ **Limité dans le temps** : pour établir une concentration et un sentiment d'urgence, fixez une date limite pour vos objectifs. Établissez des objectifs à court et à long terme, tels que « Je veux perdre 5 kilos au cours du mois prochain » ou « Je veux pouvoir effectuer une séquence complète de salutation au soleil sur chaise sans m'arrêter dans les six semaines ». Avoir des délais vous motive et vous permet de célébrer vos réalisations lorsque vous atteignez chaque objectif.

Les objectifs de flexibilité et de perte de poids doivent être équilibrés

Il est important de garder à l'esprit que même si la flexibilité et la perte de poids peuvent fonctionner en tandem, ce sont deux objectifs distincts qui peuvent progresser à des rythmes différents. En brûlant des calories, en augmentant votre métabolisme et en réduisant le stress, le yoga sur chaise, qui met l'accent sur la respiration, les étirements et le renforcement, peut vous aider à perdre du poids. Si vous voulez perdre du poids, vous devez être patient car le yoga sur chaise ne peut pas brûler autant de calories que les exercices plus intenses.

Dans le même temps, la flexibilité peut être augmentée par petites ou grandes étapes. Vous découvrirez peut-être que vous pouvez vous tordre un peu plus en position assise une semaine et que vous pouvez vous pencher beaucoup plus profondément en position assise vers l'avant la semaine suivante. Étant donné que l'augmentation de la flexibilité peut être faible et progressive, il est important de définir des objectifs qui tiennent compte de cette croissance régulière mais modeste.

Pensez à établir deux objectifs pour équilibrer les deux, comme perdre une quantité de poids spécifiée et maîtriser une posture de yoga particulière sur une durée prédéterminée. Par exemple, au cours des quatre prochaines semaines, vous pourriez viser à perdre cinq kilos et à augmenter votre amplitude de mouvement en position de pigeon assis. De cette manière, vous pouvez vous concentrer sur plusieurs aspects de votre parcours de santé plutôt que sur un seul résultat.

Créer un programme qui encourage à la fois la perte de poids et une flexibilité accrue est essentiel lors de la définition d'objectifs. Le yoga sur chaise implique la planification d'un programme hebdomadaire complet comprenant des techniques de respiration pour améliorer le bien-être général, des étirements pour améliorer la flexibilité et des poses de renforcement musculaire.

Voici un exemple de routine hebdomadaire :
- Lundi : Yoga sur chaise axé sur les étirements et la flexibilité.
- Mercredi : Exercices de renforcement et de tonification de yoga sur chaise, tels que des squats sur chaise et des levées de jambes assises.

- Vendredi : Un cours approfondi de yoga sur chaise qui mélange des exercices de force et de flexibilité.
- Dimanche : Une séance de méditation et de respiration profonde pour soulager le stress et favoriser la perte de poids.

Vos chances de rester engagé et de vous améliorer augmentent lorsque vous modifiez votre régime. Perdre du poids et augmenter sa flexibilité nécessitent une pratique constante.

Fixer des objectifs raisonnables de perte de poids et de flexibilité au yoga sur chaise nécessite de savoir d'où vous venez, de créer des objectifs clairs et réalisables et de trouver un équilibre entre les aspects mentaux et physiques du voyage. Vous progresserez progressivement vers vos objectifs de mise en forme si vous faites preuve de persévérance, de détermination et d'une concentration de type laser.

Tenir un journal de progrès avec des jalons, des mesures et des images

L'une des meilleures façons de rester motivé et de suivre vos progrès vers une meilleure mobilité, une perte de poids et une santé globale grâce au yoga sur chaise est de tenir un journal de progrès. Il vous permet d'enregistrer des preuves concrètes de votre évolution, d'évaluer vos réalisations et de rester fidèle à vos objectifs. Vous pouvez créer une feuille de route personnalisée en fonction de vos objectifs et découvrir ce qui convient à votre corps et à votre style de vie en enregistrant les mesures, en prenant des photos et en fixant des jalons.

De nombreuses personnes prennent simplement en compte les résultats de la balance lorsqu'il s'agit d'améliorer leur mobilité et de perdre du poids. Bien que le poids soit un paramètre important, la performance peut également être mesurée d'autres manières. Il peut parfois être ennuyeux de se fier uniquement à son poids, en particulier si vous avez des plateaux ou de légères fluctuations provoqués par la rétention d'eau, la croissance musculaire ou les cycles corporels normaux. Un journal de progrès complet peut vous aider.

Vous pouvez acquérir une compréhension plus complète de votre développement en surveillant de nombreux indicateurs, notamment les mensurations corporelles, les niveaux de flexibilité, les photos et les jalons de condition physique. Vous pouvez identifier des réalisations sans échelle comme une force améliorée, une flexibilité ou la capacité d'effectuer des poses de yoga sur chaise de plus en plus difficiles grâce à ce suivi multidimensionnel. De plus, cela encourage la cohérence et maintient votre attention sur votre tâche, deux éléments essentiels au succès à long terme.

Mesure et enregistrement

Lorsque vous faites du yoga sur chaise pour perdre du poids, les mesures sont un élément crucial du suivi des résultats. Les mesures offrent une image plus fiable et cohérente des changements dans la composition corporelle, même si le poids varie quotidiennement et ne correspond pas toujours aux changements du tonus musculaire ou à la perte de graisse. Vous souhaiterez peut-être surveiller vos bras, votre poitrine, vos hanches, vos cuisses, votre taille et tout autre point problématique où vous souhaiteriez voir plus de définition ou une perte de graisse.

Voici comment prendre et documenter les mesures avec précision :

❖ Mesurez la partie la plus étroite de votre taille, qui se situe généralement juste au-dessus du nombril, à l'aide d'un ruban à mesurer flexible. Gardez le ruban à niveau autour de votre corps et assurez-vous qu'il est bien ajusté mais pas trop serré.

❖ Mesurez le point le plus large de vos hanches, qui se situe généralement autour de vos fessiers, en position debout, les pieds joints. Vérifiez que le ruban est droit et de niveau autour de votre corps.

❖ Prenez des mesures cohérentes de la partie la plus large de chaque cuisse, car celles-ci peuvent différer d'une jambe à l'autre.

❖ Mesurez le biceps à peu près au milieu du coude et de l'épaule, idéalement sur votre bras dominant.

❖ À l'aide d'un ruban adhésif tendu mais non restrictif, mesurez le tour de la partie la plus large de votre poitrine.

Pour évaluer l'évolution de votre corps au fil du temps, il est utile de prendre ces mesures à intervalles réguliers, par exemple une fois par mois ou toutes les deux semaines. Pour référence future, enregistrez vos mesures dans un carnet de progression et datez-les.

L'influence de la photographie

Enregistrer des photos de progression est un excellent moyen de documenter visuellement votre parcours de yoga sur chaise en plus d'enregistrer les mesures. Lorsque vous vous regardez dans le miroir tous les jours, il est facile de négliger les petits progrès, car les changements physiques peuvent se produire progressivement. Les images de progression fournissent une représentation visuelle claire des changements de votre corps au fil du temps et peuvent être très inspirantes, en particulier lorsque les lectures de la balance ne reflètent pas pleinement la situation.

Voici quelques conseils pour prendre des photos de progression qui fonctionnent :

1. Optez pour une tenue bien ajustée qui met en valeur votre morphologie, comme des vêtements de sport ajustés. Portez la même tenue vestimentaire à chaque série de tirs pour garantir la cohérence.

2. Prenez des photos au même endroit à chaque fois, de préférence dans un endroit bien éclairé ou avec de la lumière naturelle. Un arrière-plan simple fait ressortir les changements survenus dans votre corps.

3. Pour obtenir une vue complète de l'évolution de votre corps, prenez des photos de votre évolution de face, de côté et de derrière. Cela vous fournira une vue plus complète de vos modifications.

4. Il est recommandé de prendre des photos toutes les deux à quatre semaines, tout comme pour les mesures. En voyant les résultats tangibles de vos efforts, vous pourrez comparer vos progrès et rester motivé.

5. Imprimez vos images de progression et stockez-les dans votre carnet de progression, ou stockez-les dans un dossier sur votre ordinateur ou votre téléphone. Comparer ces

images peut être un moyen efficace de vous rappeler le chemin parcouru, en particulier les jours où les progrès semblent lents.

Établir des références

Les jalons sont des réalisations particulières qui servent de références pour votre parcours de yoga sur chaise. Ils vous fournissent des objectifs clairs à atteindre et une étape importante à commémorer le long du chemin. Il est crucial d'incorporer une gamme d'objectifs à court et à long terme réalistes, atteignables et personnellement significatifs tout en fixant des jalons.

Voici comment créer des jalons qui fonctionnent :

1. Jalons à court terme : ce sont des objectifs plus immédiats et plus petits qui vous aideront à rester motivé et concentré. Terminer votre première semaine complète de yoga sur chaise, maîtriser une pose particulière, comme la flexion avant assise, ou perdre votre premier centimètre autour de votre taille sont des exemples d'objectifs à court terme.

2. Jalons à long terme : il s'agit d'objectifs plus ambitieux qui nécessiteront plus de temps pour être atteints mais qui montrent des progrès significatifs. Les exemples incluent l'atteinte d'un degré particulier de flexibilité, la perte d'une quantité particulière de poids ou l'exécution de poses de

plus en plus difficiles comme la pose du bateau assis ou la chaise Warrior III.

3. Jalons sans échelle : n'oubliez pas de créer des objectifs qui vont au-delà de la simple perte de poids. Par exemple, vous pouvez intégrer des techniques de respiration supplémentaires à votre routine pour réduire la tension, vous concentrer sur l'amélioration de votre équilibre ou augmenter votre endurance pendant les séances de yoga sur chaise.

4. Récompensez-vous : il est important de célébrer lorsque vous avez atteint un objectif ! Cela signifie vous récompenser de manière à faire avancer votre objectif, sans vous livrer à des habitudes malsaines. Achetez un nouveau tapis de yoga, faites-vous masser ou organisez une activité relaxante pour honorer votre diligence et votre travail acharné.

Se tenir responsable est l'un des principaux avantages de tenir un journal de progrès. Vous avancez dans votre voyage lorsque vous enregistrez vos mesures, notez ce que vous ressentez après chaque entraînement ou commentez ce qui a fonctionné. Vous pouvez identifier les tendances et apporter des ajustements si quelque chose ne fonctionne pas comme prévu à l'aide d'un rapport d'avancement.

Chaque semaine, accordez-vous du temps pour réfléchir à votre bien-être physique et mental. Vous sentez-vous plus résilient ? Plus adaptable ? Votre vitalité augmente ? Associées aux preuves tangibles des mesures et des photos, ces réflexions constituent une puissante histoire de changement.

Vous pouvez surveiller les changements physiques de votre corps et renforcer votre engagement envers votre santé et votre bien-être en documentant et en évaluant régulièrement vos progrès. Tenir un journal de progrès pendant votre parcours de yoga sur chaise vous aidera à rester motivé, quels que soient vos objectifs, qu'il s'agisse de perdre du poids, de restaurer votre mobilité ou simplement d'améliorer votre qualité de vie.

Surmonter les revers et rester dévoué

Chaque parcours de remise en forme ou de perte de poids atteint finalement un plateau. Malgré tous vos efforts, il peut être décourageant de constater que les progrès pour lesquels vous avez travaillé si dur semblent stagner. Même si les plateaux peuvent être déprimants, ils peuvent également présenter des opportunités de développement, d'éducation et de réorientation. Les plateaux font naturellement partie du processus d'adaptation du corps. Il faut une combinaison de changements alimentaires, mentaux et physiques pour franchir les plateaux de réduction de poids dans le yoga sur chaise. Maintenir votre engagement à ce stade est essentiel pour atteindre vos objectifs et réussir à long terme.

Lorsque le corps ne réagit plus au même régime alimentaire ou au même programme d'exercice qui produisait des résultats, un plateau se produit. La mémoire musculaire, le corps devenant plus apte à brûler des calories et même les changements du métabolisme à mesure que vous perdez du poids sont quelques-unes des raisons pour lesquelles cela peut se produire. Après l'enthousiasme initial et l'avancement d'un nouveau programme d'entraînement, lorsque le corps a eu l'occasion de s'adapter, les plateaux sont particulièrement fréquents.

Comme pour tout programme de remise en forme, votre corps finira par s'adapter aux poses de yoga sur chaise. Avec le temps, les mêmes tâches qui étaient difficiles au début pourraient devenir plus faciles, ce qui entraînerait une réduction de la perte d'énergie à chaque séance. Il s'agit d'un facteur clé qui pourrait entraîner le blocage, voire l'inversion de la perte de poids.

En réalisant que les plateaux font partie intégrante du processus, vous pourrez peut-être passer de la frustration à l'inspiration. Considérez un plateau comme une opportunité de faire des ajustements et de mettre votre corps au défi de nouvelles manières plutôt que comme un revers.

Techniques pour percer les plateaux

1. Rendez votre pratique du yoga sur chaise plus variée

L'une des meilleures façons de surmonter un plateau dans votre condition physique est de changer de routine. Cela peut consister à répéter davantage de poses particulières, à augmenter l'intensité de votre pratique ou à adopter de nouvelles positions de yoga sur chaise.

Par exemple, essayez d'ajouter des entraînements plus dynamiques comme des pompes sur chaise ou des crunchs à vélo assis à votre routine de positions de base comme Chair Warrior ou Seated Mountain. Ces postures augmentent le défi cardiovasculaire et ciblent divers groupes musculaires, ce qui augmente la dépense calorique.

De plus, en changeant l'ordre dans lequel vous effectuez les poses, vous gardez votre corps curieux et évitez l'accoutumance. Vos entraînements peuvent être rendus encore plus difficiles en incorporant des poses plus difficiles comme la planche inversée sur chaise et la pose de l'aigle assis, qui augmenteront votre métabolisme et réengageront vos muscles.

2. Augmentez progressivement l'intensité

Augmentez progressivement l'intensité de vos exercices de yoga sur chaise si vous souhaitez continuer à voir des résultats. Cela ne signifie pas nécessairement de grands changements, mais au fil du temps, de petites améliorations régulières peuvent faire une grande différence.

Maintenez les positions pendant de longues périodes, ajoutez de la résistance (comme des bandes de résistance ou des poids légers) ou accélérez vos transitions entre les poses pour augmenter la mise. Par exemple, vos muscles de la jambe et du tronc peuvent être tendus si vous maintenez le squat sur chaise assise pendant 10 à 15 secondes supplémentaires. De la même manière, augmenter l'engagement musculaire lors des levées de jambes assises ou des étirements des ischio-jambiers assis avec des bandes de résistance favorisera la perte de graisse et la croissance musculaire.

3. Augmentez le nombre d'exercices cardiovasculaires

La force, la flexibilité et l'équilibre sont les principaux objectifs du yoga sur chaise, mais ajouter davantage de mouvements cardiovasculaires pourrait vous aider à brûler plus de calories et à dépasser les plateaux. Les exercices d'aérobic sur chaise qui augmentent la fréquence cardiaque et l'intensité comprennent les sauts sur chaise, la marche assise et les tapes sur les orteils assis.

En plus de votre programme habituel de yoga sur chaise, même de brèves périodes d'activité peuvent faire une grande différence. Pour garder votre corps actif et éviter toute adaptation, pensez à alterner entre des séries rapides de positions aérobies et des positions axées sur la force.

4. Faites attention à une alimentation saine

Bien que le yoga sur chaise soit une excellente méthode pour perdre du poids, atteindre des plateaux de perte de poids nécessite également une alimentation appropriée. Lorsque le corps ne reçoit pas le bon équilibre nutritionnel pour soutenir une amélioration continue, la perte de poids peut stagner.

Assurez-vous que votre alimentation soutient vos objectifs de perte de poids en mettant l'accent sur les glucides complexes, les protéines maigres, les graisses saines et les aliments complets. Évitez les aliments transformés, les sucres ajoutés et les mauvaises graisses, car ils pourraient ralentir votre métabolisme et provoquer des plateaux.

Pensez à inclure davantage de repas riches en protéines dans votre alimentation s'il en manque, car les protéines aident à construire et à réparer les muscles, ce qui peut augmenter votre métabolisme. Dans le même ordre d'idées, il est essentiel de boire beaucoup d'eau, car la déshydratation pourrait nuire à votre métabolisme. De plus, essayez de réduire la taille de vos portions au minimum, car, en cas de consommation excessive, même des repas sains peuvent vous aider à maintenir votre poids.

5. Récupération et repos

Lorsque le corps a été surmené et n'a pas eu suffisamment de temps pour récupérer, un plateau peut se former. Votre progression peut s'arrêter si vous vous exercez trop, car vos muscles risquent de se fatiguer.

Entre les entraînements, donnez à votre corps suffisamment de temps pour récupérer. Cela ne signifie pas que vous devez arrêter complètement de faire du yoga sur chaise ; Pensez plutôt à inclure des méthodes plus apaisantes comme des exercices de respiration, de la méditation ou des étirements doux. Ceux-ci peuvent aider à réduire le stress, à améliorer la réparation musculaire et à fournir à votre corps une nouvelle énergie pour les exercices futurs.

Gardez à l'esprit que la relaxation est un élément crucial du processus de remise en forme et de perte de poids. Ironiquement, le surentraînement peut entraîner des blessures, un épuisement professionnel et un arrêt de la croissance.

Rester dévoué tout au long des plateaux

Il peut être difficile de rester engagé pendant un plateau, car l'insatisfaction peut survenir si aucun progrès n'est constaté. Toutefois, pour surmonter cette brève phase et obtenir un succès à long terme, du dévouement est nécessaire.

1. **Surveillez les victoires qui ne sont pas échelonnées :** Si le chiffre de l'échelle ne change pas, recherchez des indicateurs de croissance supplémentaires. Ces « victoires sans échelle » pourraient être une amélioration de l'équilibre, de la flexibilité, de l'endurance ou même une réduction du stress. Si la balance ne vous inspire pas, vous pouvez être inspiré par la sensation de votre corps, la facilité avec laquelle vous pouvez effectuer des poses spécifiques ou même la façon dont vos vêtements vous vont.

2. **Établissez de nouveaux objectifs réalisables :** Un plateau offre la possibilité de fixer de nouveaux objectifs immédiats.

Ceux-ci peuvent être davantage axés sur le développement de votre force, le perfectionnement d'une pose de yoga sur chaise particulière ou la prolongation de votre temps de pratique que sur la perte de poids. En déplaçant votre attention de la perte de poids vers d'autres domaines d'exercice, vous pourriez raviver votre motivation.

3. **Restez patient et optimiste :** Il faut de la persévérance et de bonnes perspectives pour franchir un plateau. Gardez à l'esprit que perdre du poids n'est pas une ligne droite et que le corps peut mettre un certain temps à s'adapter avant de montrer des signes d'amélioration. Rappelez-vous fréquemment la raison pour laquelle vous vous êtes lancé dans ce voyage et gardez une bonne perspective. Honorez les petites victoires tout en vous souvenant de vos objectifs à long terme.

4. **Recherchez la responsabilité et le soutien :** Le maintien de l'engagement pendant les périodes difficiles peut être grandement influencé par la présence d'un réseau de soutien. Il peut être utile de partager vos difficultés et vos expériences avec un ami, un parent ou une communauté en ligne. Pour vous tenir responsable, suivre vos progrès et reconnaître vos réalisations tout au long du parcours, vous pouvez également utiliser des outils tels que des journaux de progression ou des applications.

Il faut une combinaison de stratégie, de persévérance et de conscience de soi pour franchir les plateaux et rester dévoué. Vous pouvez surmonter le plateau et continuer à atteindre vos objectifs en changeant votre routine de yoga sur chaise, en augmentant progressivement le niveau de difficulté, en mangeant sainement et en mettant l'accent sur la relaxation et la récupération. Surtout, gardez à l'esprit que les plateaux ne sont que temporaires et que le succès à long terme résultera éventuellement du fait de rester dévoué à votre objectif.

CONCLUSION

Alors que nous approchons de la fin de notre exploration de ce volume, il est essentiel de considérer les concepts fondamentaux qui vous ont amené jusqu'ici. Grâce à la pratique douce mais efficace du yoga sur chaise, ce livre vise à vous fournir les compétences, les informations et l'inspiration dont vous avez besoin pour vous engager sur la voie d'une perte de poids, d'une mobilité améliorée et d'une flexibilité accrue.

Nous avons examiné dans les chapitres comment le yoga sur chaise offre une approche holistique de la santé et du bien-être, allant au-delà d'une simple forme d'exercice. Des personnes de différents âges, niveaux de compétence et de condition physique peuvent pratiquer le yoga sur chaise, une forme d'exercice durable qui demande peu de temps ou d'efforts mais qui présente d'énormes avantages pour la santé. Il intègre la respiration, le corps et l'esprit pour favoriser la guérison et l'harmonie internes.

Vous bénéficiez bien plus que des avantages physiques d'une force, d'une flexibilité et d'une mobilité améliorées lorsque vous intégrez le mouvement, la respiration et la pleine conscience. Vous avez également réalisé que le yoga sur chaise peut vous aider à vous sentir mieux émotionnellement et mentalement. En réduisant la tension, en améliorant la concentration et en favorisant un sentiment de sérénité, le yoga sur chaise aide à résoudre de nombreux problèmes émotionnels qui accompagnent généralement les efforts de perte de poids.

L'importance de la cohérence dans votre pratique du yoga sur chaise est la principale leçon du livre. Pour une perte de poids et une amélioration physique à long terme, un engagement est nécessaire. Vous savez maintenant que même de petites routines quotidiennes, comme des techniques de respiration ou de simples positions assises, peuvent avoir un impact significatif sur votre bien-être physique et émotionnel au fil du temps.

Du débutant à intermédiaire, les activités du livre sont conçues pour progresser à vos côtés. Vous avez une stratégie pour réussir, que vous débutiez ou souhaitiez progresser dans votre profession. Être cohérent signifie simplement se présenter par vous-même, que vous disposiez de cinq ou trente minutes. Cela n'implique pas la perfection. Tout parcours se heurtera inévitablement à des revers, mais la résilience et le retour à votre pratique peuvent vous aider à garder le cap pour atteindre vos objectifs.

L'un des principaux principes du yoga sur chaise est la respiration, qui a été soulignée comme une méthode puissante pour soulager le stress, augmenter le métabolisme et améliorer la digestion. Vous avez étudié plusieurs techniques de respiration qui peuvent aider à perdre du poids, telles que la respiration en boîte, la respiration diaphragmatique et la respiration alternée par les narines. Ces exercices aident à accroître la clarté du cerveau, à contrôler la faim et à apaiser le système nerveux.

Que ce soit sur la chaise de yoga ou en dehors, l'intégration de ces techniques de respiration dans votre pratique quotidienne peut faire une grande différence. Vous pouvez rester concentré sur vos objectifs de bien-être, éviter une alimentation émotionnelle et réduire l'anxiété en pratiquant une respiration profonde et consciente.

Vous avez également lu dans ce livre l'importance du régime alimentaire pour la perte de poids et la santé générale. Une alimentation saine améliore votre pratique du yoga sur chaise en donnant à votre corps les nutriments dont il a besoin pour brûler les graisses, gagner en force et récupérer après l'exercice.

L'idée d'une alimentation consciente, qui trouve ses racines dans la philosophie yogique, contribue au développement d'une relation saine avec la nourriture. Associé à des pratiques alimentaires conscientes, le yoga sur chaise vous aide à prêter attention aux signaux de faim de votre corps, à savourer vos repas en toute conscience et à éviter les excès. Cette méthode vous aide à perdre du poids et à atteindre un équilibre émotionnel avec la nourriture, comme vous l'avez vu dans les chapitres précédents.

La transformation physique et la perte de poids sont des processus non linéaires et les obstacles sont normaux tout au long du parcours. L'adaptabilité du yoga sur chaise est l'une de ses caractéristiques les plus importantes. Vous pouvez toujours effectuer des mouvements simples ou vous concentrer sur des techniques de respiration les jours où vous vous sentez épuisé émotionnellement ou physiquement. Vous pouvez faire du yoga sur chaise à tout moment de votre parcours de bien-être.

Profiter de petites victoires, comme perdre quelques kilos, augmenter votre amplitude de mouvement ou vous sentir plus en paix et à l'aise avec votre corps, peut souvent vous aider à rester motivé. Les techniques de journal de progression présentées dans ce livre sont conçues pour vous aider à suivre ces réalisations et pour vous donner une preuve tangible de votre développement. De plus, les histoires de réussite réelles de ce livre rappellent que le changement est à la fois possible et réalisable.

Gardez à l'esprit que votre chemin est distinct et que vous évaluer par rapport aux autres peut nuire à la joie de vos réalisations. Concentrez-vous sur vos objectifs, votre itinéraire et ce qui est le mieux pour votre bien-être mental et physique. Dans ce processus, la patience et l'auto-compassion sont tout aussi importantes que l'engagement et la discipline.

En concluant ce livre, gardez à l'esprit que le yoga sur chaise est une pratique permanente qui vous aidera pendant des années, et pas seulement une solution de perte de poids à court terme. La mobilité, la force et la flexibilité que vous avez acquises grâce au yoga sur chaise amélioreront votre qualité de vie et vous permettront de maintenir votre indépendance, votre vitalité et votre niveau d'activité en vieillissant.

Le yoga sur chaise offre plus d'avantages à long terme que de simples avantages physiques. Il favorise la connexion spirituelle, la stabilité émotionnelle et la clarté mentale, qui sont toutes nécessaires à une vie heureuse et saine. Le yoga sur chaise est un investissement dans votre santé à long terme, que vous le fassiez pour perdre du poids, améliorer votre mobilité ou simplement vous sentir plus connecté à votre corps.

Vous disposez désormais des ressources nécessaires pour faire avancer votre carrière. Soyez cohérent, faites attention à votre corps, pratiquez le yoga et mangez de manière réfléchie et équilibrée. Votre voyage se poursuit avec chaque respiration, position et repas délibéré ; cela ne s'arrête pas là.

En fin de compte, ce chef-d'œuvre ne se limite pas à la perte de poids. Cela implique de créer un mode de vie qui favorise le bien-être mental, émotionnel et physique. Que ce soit sur le tapis ou dans votre vie quotidienne, chaque action que vous entreprenez vous rapproche de devenir une version plus forte et plus saine de vous-même.